酵素与亚健康

（修订版）

王松　石岩　主编

了解更多酵素与亚健康知识
获取更多培训和产品资料
拉近您与专家的距离

微信扫码加入交流圈，获取以上资源

中国中医药出版社

·北　京·

图书在版编目（CIP）数据

酵素与亚健康 / 王松，石岩主编 . —修订版 . —
北京：中国中医药出版社，2018.4（2018.12 重印）

ISBN 978 - 7 - 5132 - 4766 - 5

Ⅰ.①酵… Ⅱ.①王… ②石… Ⅲ.①发酵食品 – 应
用 – 保健 Ⅳ.① R161

中国版本图书馆 CIP 数据核字（2018）第 019912 号

中国中医药出版社出版

北京市朝阳区北三环东路 28 号易亨大厦 16 层
邮政编码　100013
传真　010-64405750
河北省武强县画业有限责任公司印刷
各地新华书店经销

开本 880 × 1230　1/16　印张 4.5　字数 77 千字
2018 年 4 月第 2 版　2018 年 12 月第 2 次印刷
书号　ISBN 978 - 7 - 5132 - 4766- 5

定价　36.00 元
网址　www.cptcm.com

社 长 热 线　010-64405720
购 书 热 线　010-89535836
维 权 打 假　010-64405753

微信服务号　zgzyycbs
微商城网址　https://kdt.im/LIdUGr
官 方 微 博　http://e.weibo.com/cptcm
天猫旗舰店网址　https://zgzyycbs.tmall.com

如有印装质量问题请与本社出版部联系（010-64405510）
版权专有　侵权必究

《酵素与亚健康(修订版)》

编 委 会

主　编	王　松　石　岩
副主编	童锡刚　樊新荣　刘东波　杨继国
编　委	鞠宝兆　迟伯乐　周明利　杨逸凡
	曹　锐　孙红亮　王淑娟　田　静
	张雯婷　林丽庄

陈可冀，中国科学院资深院士，国医大师，中国中医科学院首席研究员及终身研究员，国家卫生计生委科技创新战略顾问，国家中医药管理局咨询专家，中央保健委员会专家顾问委员会委员，世界中医药学会联合会高级专家顾问委员会主席。

分享亚健康的理念与感悟，醛素与亚健康出版

陈可冀 题
二〇一七年十二月

前　言

21世纪是追求健康的时代。我国经济繁荣，人民安居乐业，社会和谐稳定。人们的物质生活水平在不断提高，已将提高生活质量的关注点放在了追求健康上，与健康相关的话题成为媒体与大众关注的热门。有句话说得好：健康是人生的最大财富，健康代表"1"，事业、工作、金钱、爱情、家庭，每样都代表"0"，没有前头的"1"，无论后面有多少个"0"，最终结果都是"0"。所以说拥有健康才能拥有幸福和快乐，才能拥有一切。

酵素与亚健康

世界卫生组织对健康提出了全面而明确的意义："健康不仅是没有疾病和虚弱，而且是身体上、心理上和社会适应能力上三方面的完美状态。"从而使对健康的评价不仅基于医学和生物学的范畴，而且还扩大到心理和社会学的领域。由此可见，一个人只有在身体和心理上保持健康的状态，并具有良好的社会适应能力，才算得上是真正的健康。亚健康状态是一种人体生命活力和功能的异常状态，不仅表现在生理功能或代谢功能的异常，也包含了心理状态的不适应和社会适应能力的异常，其最大特点就是尚无确切的病变客观指征，但却有明显的临床症状。

随着社会的发展和科学技术的进步，人们完全突破了原来的思维模式，医学模式也随之发生了改变。20世纪末，国际上众多的医学专家围绕着医学的目的进行了一系列的讨论，最终认为医学不仅是关于疾病的科学，更是关于健康的科学，好的医生应该是教人如何不生病，而不仅仅是能治好病，追求健康和预防疾病已成为21世纪医学领域的热点。

《酵素与亚健康》的编写旨在通过对酵素系统全面的阐述，让更多的人了解健康常识、了解酵素与亚健康相关知识。当今科学界对酵素与健康的密切关系，形成了统一的认识：体内酵素越多，越健康，越年轻，酵素就是人的生命。通过阅读本书可以充分地认识酵素的重要性，酵素参与人体整个生命过程，只要加深对酵素与亚健康的了解，就能够获得健康与长寿。

本书的编写主要围绕酵素的生命意义、酵素与亚健康、酵素与肠道菌群等内容展开，融合了多位专家学者对酵素的研究和应用。但要达到专业性与科普性的有机结合实属不易，所以在出版此书的同时希望更多的专家和读者能够提出宝贵的意见，以便今后不断地完善，而且也希望通过专家和读者的推荐能够让人们充分运用酵素干预技术，预防疾病、调节亚健康。

本书编委会

2017年12月

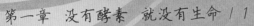

酵素与亚健康

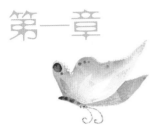

第一章

没有酵素 就没有生命

第一节 酵素是什么

酵素是一种以新鲜水果、蔬菜、食用真菌、中草药等为原料，经过酵母菌、乳酸菌及醋酸菌等多种有益菌发酵而产生的功能性发酵产品，富含多种对人体有益的活性物质，如酚类、黄酮类、有机酸类、多糖类以及酶类（脂肪酶、淀粉酶、蛋白酶、SOD等），酵素通过修复人体细胞和组织，可以从根本上强化人体对疾病的免疫和自愈能力。

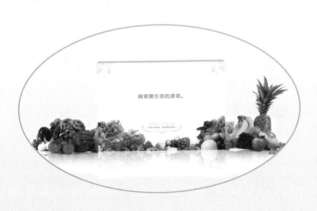

1

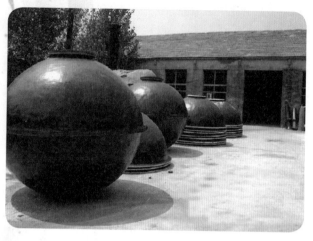

酵素具有催化剂样的作用，催动着机体的生化反应，催动着生命现象的进行，它在吸收消化人体必需的营养素和排出体内沉积毒素的过程中起着决定性的作用。它承担人体内新陈代谢中各种化学反应，能增加组织各种生化反应（氧化、还原、分解、合成、转化）的速率，人体内凡是细胞的代谢，新生、分解、消化、合成等，都依靠酵素来完成，所以酵素又被称之为"生命之泉"。若没有酵素，生化反应将无法进行，五大营养素（碳水化合物、脂肪、蛋白质、维生素、矿物质）都将变得对机体毫无用处，生命现象将会停止。因此，酵素对生命的重要性不言而喻，甚至很多人将它称为"活着的物质"、"掌握所有生命活动的物质"。

生物体内的化学变化几乎都要在酵素的催化作用下进行，它带动原本不会发生的化学反应，也可加速化学反应而不需改变本质。

酵素的种类繁多，有些酵素会把蛋白质分解成较单纯的化合物，其他的酵素则会再将这些化合物分解成更单纯的物质，直到分解成氨基酸为止，最后变成水和二氧化碳。

食物的分解必须依赖数百种不同酵素的功能才能完成。以我们吃进的食物

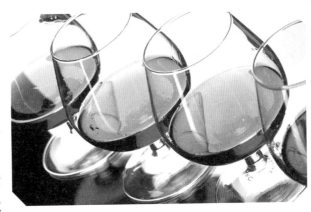

为例，其中的淀粉会经唾液、胃液及胰液所含的淀粉酵素作用变成麦芽糖；接着，麦芽糖受小肠分泌的麦芽糖酵素作用变成葡萄糖，由小肠吸收进入体内各器官。

另外，肉类等蛋白质、脂肪也必须要有多种酵素的催化作用，才能完成消化与代谢过程。

可以这样说，我们的体内一共有大概40～60万亿的细胞，他们每天默默地活跃在各项生命活动中，每一个细胞又有着成千上万的酵素分子在交互作用，负责帮助生命活动更好、更快地进行。美国自然疗法博士——亨伯特·圣提诺提出：人体像灯泡，酵素像电流，唯有通电后的灯泡才会亮，因此，可以说酵素是构成生命活动的最重要的物质，没有酵素就等于没有生命。

第二节　酵素的起源

1783年，意大利科学家斯帕兰扎尼（L. Spallanzani, 1729—1799）设计了一个巧妙的实验，将肉块放入小巧的金属笼中，然后让鹰吞下去。过一段时

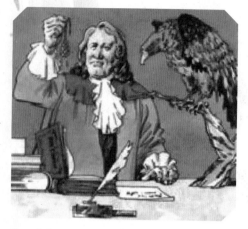

斯帕兰扎尼研究鹰的消化作用

间他将小笼取出，发现肉块消失了。于是，他推断胃液中一定含有消化肉块的物质。但是究竟是什么物质，他并不清楚。

1836年，德国科学家施旺（T. Schwann，1810—1882）从胃液中提取出了消化蛋白质的物质，解开了胃的消化之谜。

1926年，美国科学家萨姆纳（J. B. Sumner，1887—1955）从刀豆种子中提取出脲酶的结晶，并通过化学实验证实脲酶是一种蛋白质。

20世纪30年代，科学家们相继提取出多种酶的蛋白质结晶，并指出酶是一类具有生物催化作用的蛋白质。

20世纪80年代，美国科学家切赫（T. R. Cech，1947—）和奥特曼（S. Altman，1939—）发现少数RNA也具有生物催化作用。

1997年，美、英、丹麦三位学者因对酵素可以储藏并转化动能做了先驱性的研究而同获诺贝尔化学奖，其中波伊尔博士更指出酵素就

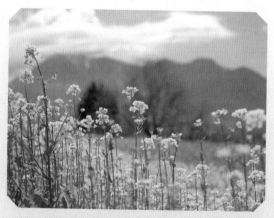

好比细胞的货币，再次证明了酵素对人体的重要性。

　　与酵素科研相关的9位诺贝尔奖得主

　　1929年：哈登（英国），研究糖的
发酵作用及其与酵素（酶）的关系。

　　1946年：诺斯罗普（美国）和斯
坦利（美国），制备绩效状态的酵素
（酶）。

　　1959年：阿瑟科恩伯格，研究脱氧
核糖核苷酸的酵素（酶）促合成。

1929年：哈登（英国），研究糖的发酵作用及其与酵素（酶）的关系。　1946年：诺斯罗普，制备绩效状态的酵素（酶）。　1959年：阿瑟科恩《脱氧核糖核苷酸的酵素（酶）促合成》于1959年获得诺贝尔生理学奖。

1946年：斯坦利（美国），制备绩效状态的酵素（酶）。　1972年：摩雷（美国）研究酶化学的基本理论。　1989年：奥尔特曼（美国），发现核糖苷酸酵素催化作用。

1972年：安芬琳 研究酶化学的基本理论。　1972年：斯坦（美国）研究酶化学的基本理论。　1989年：切赫，发现核糖苷酸酵素催化作用。

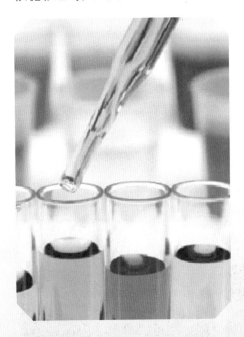

　　1972年：安芬林（美国）、摩雷（美国）和斯坦（美国），研究酶化学的基本理论。

　　1989年：切赫（美国）和奥尔特曼（美国），发现核糖核苷酸酵素催化作用。

第三节 酵素的种类

按酵素来源分类大致可以分为四种，分别是天然食物中的酵素、身体内的消化酵素、体内的新陈代谢酵素与酵素食品。

1. 天然食物中的酵素

生鲜食物皆含有酵素，包括生猪肉、生羊肉、生牛肉或生海鲜，以及新鲜的蔬菜水果，但因为考虑寄生虫等病原的问题，都不建议吃生的肉或生的海鲜，因此在本书中所提到的食物酵素都以新鲜蔬菜水果为主。

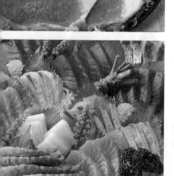

食物中的酵素从哪里获得呢？基本上，生的且未经煮过的食物都含有丰富的酵素。这些酵素能帮助身体的消化系统去消化各种食物。但大部分食物中的酵素都会因为经过煮、蒸、微波或烤的过程而被破坏。

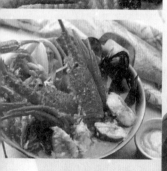

人体制造酵素的能力会随着年龄增长身体机能老化而减退。久而久之，进而延伸的问题是因为酵素量的减少，身体的机能也会跟着减退，如果此时仍然继续吃精细加工或煮熟的食物，体内

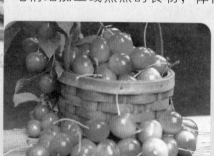

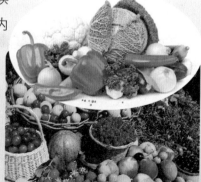

就会缺乏可以让消化系统正常运作的酵素。简而言之，烹煮过程会流失掉天然食物所含的酵素，所以摄取新鲜的蔬菜水果是很重要的。

另外一个需要关注的方面是，虽然食物酵素存在于新鲜的蔬菜水果中，但有些脂溶性的维生素与植物营养素，例如 β 胡萝卜素、茄红素、维生素E等，都需要被烹煮，而且是经加油烹调之后（也就是说用适合热炒的植物油烹调）才会完全地释放出来。

2. 身体内的消化酵素

人体内需要成百上千种的酵素，参与各种化学与生理反应，这些酵素都是由自己的细胞所合成的，即使有缺少也大多不能由食品中的酵素来补充。但消化道不在此限，因为消化道对体内的细胞而言仍属外环境，消化器官会分别合成各种我们所称的消化酵素，把食物中的大分子分解成小分子、微分子或单体元素，然后才能被肠道吸收进入体内利用。食物中含有消化酵素，因其结构和功能与消化道的消化酵素相同，所以可以参与分解功能，并增强消化功能。

在消化过程中，大约有20种以上不同种类的消化酵素参与分解食物中的物质（化合物），以利于身体的消化与吸收。这些酵素可以催化消化与分解所摄取的大分子营养素。此外，消化过程需要消耗大量的体内能量，酵素也能加速消化过程中的化学反应，借此可以保存身体的大量能量。

虽然有20多种不同类型的消化酵素，但一般来说，我们最常听到的消化酵素包括淀粉酶、蛋白酶、脂肪酶三种。

3. 体内的新陈代谢酵素

新陈代谢酵素可以将食物转化为能量物质，并将其转运到细胞中。除了消

酵素与亚健康

化酵素之外，身体内还有其他上千种酵素，统称为新陈代谢酵素。

新陈代谢酵素的功能到底是什么呢？凡身体能量的产生、眨眼、呼吸、思考、运动、睡觉等，都需要依赖酵素的参与去完成。也就是说：从生命的孕育到生命的终结，所有的过程都离不开酵素的参与。因此，即使吃了一堆含有维生素、矿物质的食物，在缺乏酵素的情况下，这些营养元素是无法被人体吸收、代谢和利用的。

无论是新陈代谢酵素或消化酵素，它们的制造是有一定量的，而且随着年龄的增长，以及精神压力、生病、病后复原等的影响，酵素的消耗相对变快，所以它是与人类寿命息息相关的。

营养素在体内转化成能量之前，都需要经过氧化代谢的过程，这时候需要利用新陈代谢酵素，最后再生成能量供人体使用。

除了产生能量，新陈代谢酵素还有一个很重要的功能。体内废物代谢的过程，诸如运动后的乳酸、毒素的排出等，也都是靠新陈代谢酵素的作用，把身体不需要的物质代谢出体外。

由此可见，我们身体的自愈能力与体能的恢复能力，都要依靠新陈代谢酵素。因此，对于你身体内的酵素，不论是消化酵素或是新陈代谢酵素，都需要好好珍惜。好好珍惜我们体内的酵素银行，可不要让银行亏空太多呀！

8

4. 酵素食品

随着生物科学技术的日趋成熟，酵素食品也成为备受瞩目的保健产品之一。对于人体而言，除了可以从新鲜的蔬菜水果中摄取到酵素之外，酵素食品也是一个不可或缺的选择。

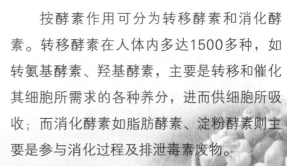

酵素食品是在亚健康新概念下研制的特殊食品，是由酶、益生菌、有益菌株微生物发酵过程中二次代谢所生成的各种精微营养物质共同构成的。现在市面上酵素的种类繁多，其分类无统一的规定，有的科学家将酵素分两大类即单一酵素和复合酵素，单一酵素如木瓜酵素、小麦草酵素。而复合酵素则是由多种单一酵素集合在一起，其作用具有多重性的特点。

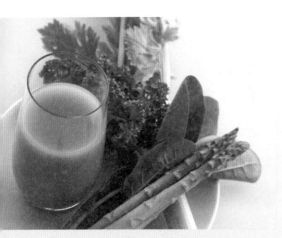

按酵素作用可分为转移酵素和消化酵素。转移酵素在人体内多达1500多种，如转氨基酵素、羟基酵素，主要是转移和催化其细胞所需求的各种养分，进而供细胞所吸收；而消化酵素如脂肪酵素、淀粉酵素则主要是参与消化过程及排泄毒素废物。

国际上为了方便对酵素的研究，科学家将其分为六大类，即氧化还原酵素（氧化抗自由基作用）、转移酵素、水解酵素、裂解酵素、连接酵素、异构酵素。

　　酵素根据其制作过程又可分为液体酵素及粉体酵素两种。如今已按市场需求制成丹、膏、丸、散、液、锭剂等。

第四节　21世纪掀起全球酵素养生热潮

　　最近在欧洲德语地区盛行食用酵素的养生之道，不仅为了保健，同时可以

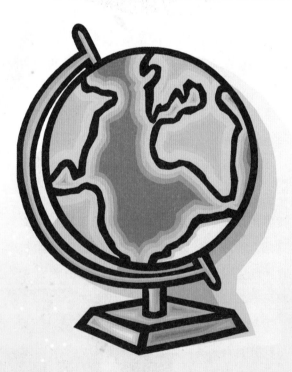

增进美容，减缓老化，促进人体活力常在，延年益寿。风行德国、奥地利和瑞士三国的《蓬德》杂志曾撰文专题介绍酵素对人体健康的重要性。文章指出："酵素是制造营养的重要原料，人体生命的基石，它促进细胞新陈代谢，并防止老化。"

　　美国前总统布什、前西德总统魏斯塞克夫妇以及影星史泰龙，都是酵素养生的信徒。

　　在日本，酵素已成为百姓

日常养生保健的重要组成部分，有着多年的酵素使用发展史，这也许是日本人普遍长寿的重要秘诀。

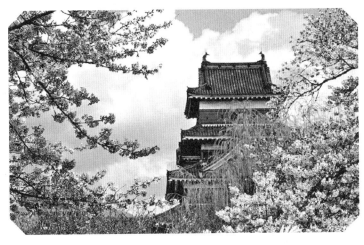

在我国台湾地区，由于当地气候湿润，地质条件良好，盛产多种水果蔬菜，所以台湾成为亚洲地区提供优质酵素生产原材料的主要地区。并且酵素已经成为台湾地区百姓生活中调理亚健康的必备食品。

在中国大陆地区，酵素食品的推广已相继展开，在食用酵素的人群中得到良好的口碑与认可。但还有部分百姓对酵素不是很了解。随着酵素的全面推广和应用，在不久的将来，酵素食品一定会成为中国老百姓家庭必备的健康食品，酵素的发展前景十分广阔。

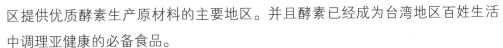

酵素是健康的守护神

第一节 酵素与人体的关系

酵素是一种很特殊的活性物质，它在人体内担任新陈代谢中各种化学变化最重要的酶介质。也就是说体内没有酵素，就很难发生化学变化，也无法进行新陈代谢，当然也就没有生命。

因为人体犹如一家最精密的化学工厂，不计其数的各种化学变化在各器官中夜以继日地默默进行着，这个过程最重要的是靠成千上万种酵素各司其职，充分配合运作，才能顺利进行。酵素为肢体运动提供能量；制造新细胞，修复老化细胞；帮助体内进行新陈代谢，总之人类生存所必需的机能都需要酶的参与。但是在化学变化过程中，部分酵素是会损耗的，除了部分由人体自己制造补充外，大部分的酵素还是要靠平时食物中不断补充，才能使体内酵素水平维持平衡状态。

如果酵素补充不足，便会引发部分器官的新陈代谢障碍，各种严重的症状就会出现，生命也就亮起了"红灯"。所以当今想要保持健康的身体，更重要的已不仅仅是用什么药治什么病，而是要用什么方法使得体内整个新陈代谢过程正常进行，使各种疾病自然消失于无形，其中很好的方法就是随时补充酵素。

我们知道，大部分化学反应需要添加催化剂，并且需要在高压或高温下才能完成。例如在实验室消化一块肉，使之分解为氨基酸，则需要把肉放在浓厚的酸内熬煮一天方可完成。但在人体内依靠酵素的作用，只需2~3个小时，而且在不超过40℃的温度下，便可完成同样的工作。

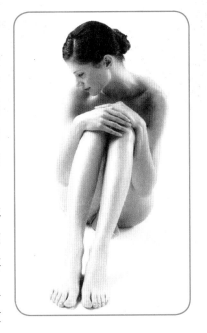

酵素不仅是帮助分解物质，也能制造新的物质。例如酵素可以利用血液和肌肉中的氨基酸，发生作用改造后作为制造完全不同物质的材料，也能把葡萄糖变成肝糖原，并把它储藏于肝脏，可供给机体能量。

若把细胞看作工厂，则酵素可看作是工厂的机器或工程师。有的酵素是帮助氧化、燃烧的工作，这些酵素对于一小片食物也会发生一连串的化学反应，制造出最令人惊奇的物质，这个物质就是三磷腺苷，简称ATP。对人体而言，ATP好像是个很好的蓄电池，会放出能量，使肌肉组织收缩。在心脏搏动和呼

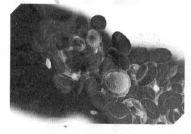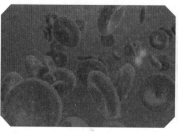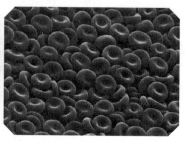

吸的过程中，供给这些动作的能量者就是ATP。

对于神经组织维持正常功能，酶素也发挥着重要的作用。它会协助制造一种被称为乙酰胆碱的物质，它只放出微小的量便能越过神经的连续点，从而完成各种机体信息的"通报"工作。

所以酶素的作用是神秘的、神奇的，是不可思议的，酶素更有被称为"生命的魔术师"的美誉。

酵素越缺乏，人就越易老化；反之，酵素储存愈多，人就愈健康。为什么会缺乏酵素呢？一个很重要的原因是人类自己的偏食（偏于食用酸性食物或碱性食品），造成体内酸碱度不平衡，以血液来说，最适当的状态为弱酸性，这取决于饮食习惯。

另一个重要原因是食用煮过、加压过的食物。因为酵素最怕高温，如果温度超过40℃，则酵素大部分被破坏，所以这些食物均已不含任何酵素。食物中缺乏酵素，容易使消化器官工作过度。因为原本食物内所含酵素有能力负担高达75％的消化任务，此时便完全落在消化器官上。消化食物时所需的大量能量需要体内其他器官的支援。许多人常在吃一顿大餐后便觉得想睡觉或有疲倦感，便是这个原因。当人体优先将体内酵素用于消化器官时，会从免疫系统中摄取酵素，使之忽略了维护健康的重要任务，终究会导致许多退化性的疾病。

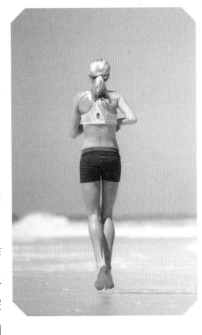

健康、美丽的生活标准是现代人所共同追寻的目标。人体每日所需的营养素约有五十种以上，摄取不及会使人体出现问题。而一个人的酵素储存量和能量成正比。随着年龄逐增，酵素会慢慢减少，身体就会有各种问题出现，当减少到无法满足新陈代谢的需要时，人就会死亡。

要想充分发挥酵素对人体健康的积极作用，第一种方法是保持正常的饮食习惯，以及处于健康的生活空间。但现代人常因为忙碌、生活作息不正常、压力过大导致饮食不当以及社会自然环境的恶化趋势，诸如空气污染、水质污染、农药污染、西药滥用、防腐剂，等等，都会直接或间接地影响酵素功能。

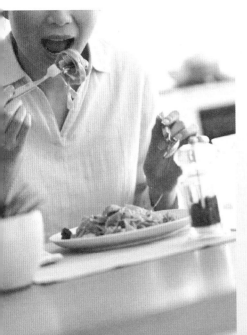

另一种方法是从体外直接输入与体内相同的酵素。如果每个人摄取较多的体外酵素，那么体内的酵素储存量将不会快速用尽，体内的新陈代谢酵素将会比较平均分配到各个器官，这也是想维持健康

的人每天最应该做的事。

　　获得体外酵素的一种途径是生食，以摄取酵素补充物。但生食较麻烦费时，一次所摄入的酵素种类有限；加上对于体内缺乏多少酵素，缺少哪些酵素，我们并不知道，所以最安全方便、有效的方法就是食用天然复合酵素制品。

第二节　面对种类繁多的酵素，我们当如何选择

1. 选择天然原料多，配比科学的酵素食品。
2. 选择植入菌种丰富的酵素食品，菌种越多的酵素食品机能性就越强。
3. 选购耐温、耐酸性酵素，在体内活性作用较长久有效。
4. 发酵两年以上的酵素食品，会将有益菌的数量繁殖到较高活性，并将食用营养物质分解成小分子易于人体吸收。
5. 选择声誉好、质量控制水平较高的正规企业，并从正规渠道购买。

第三节　酵素是生命健康的关键

　　人类疾病很多是由于体内酵素群某一部分失去活力或失去均衡所引起的，现在已知约有115种疾病都与酵素功能障碍有关联，所以除了给予补充自然酵素之外，无更快更好的方法。不仅是人体，广泛存在于天地之间的生物与酵素也密切相关。因此，保持生物健康要重视酵素这个关键因素。

保持健康的方法不仅包括维持营养平衡，还要注意运动和不断补充酵素。如果摄取的营养很丰富，而所补充的酵素不足，就不能够促进体内相应化学变化将多余的营养分解排出体外。营养物质的过度累积会使很多器官背上过度的负担，久而久之，疾病丛生。许多人都仅仅关注补充营养的重要性，但却不能进一步了解补充酵素的重要性，造成对健康的误解。

1. 为什么酵素是公害病的救星

公害病是工业时代的产物。由于农药的普遍使用，工厂各种废弃物的肆意排放，使我们居处环境遭到破坏，水、空气、土壤、作物、食物等受到汞、镉、铅、铜等重金属元素的污染，我们每天在不知不觉中吸收了许多有害物质。如果这些有害物质含量不高，我们身体的机能可以把它排出体外，对健康就无害。但是一旦我们无法排出体外时，将不断残留体内，久而久之就会患上疾病，就成为公害的受害者。

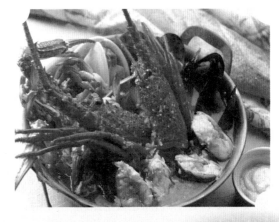

酵素有很强大的分解能力，能够把血液中及细胞间的重金属元素与其他毒素分解及分离，快速清除而排出体外，所以酵素是公害病人的救星。

2. 酵素对改善青春痘有什么特别之处

青春痘是青春男女激素分泌旺盛的一种正常现象，医学上称为痤疮。青春

酵素与亚健康

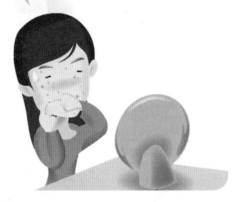

痘对青年人虽然是阶段性的正常生理现象，却影响面容美观，且处理不当易引发面部皮肤感染。它的发生与体内激素水平及全身代谢状况有很大的关系，而酵素恰好可以调节人体内激素水平与代谢状况，因此可以用来调理青春痘的发生。

通常可以采用内外夹攻法，一方面服用复合酵素，可以调节人体代谢水平及皮脂腺的分泌，使毛囊内的分泌物排出体外；另一方面则可用复合酵素直接涂抹于患处，可以直接促进患部的细胞再生，是一种较理想的调理方法。

3. 酵素为何可以改善高血压的恶化及改善血液循环功能

严格意义上说，高血压不是病，而是属于血管硬化或血液循环障碍的一种表现。造成血管硬化的因素很多，最大的原因是血液中的胆固醇和高血脂蛋白由于某些酵素的缺乏而无法完全分解和吸收，沉淀于血管壁上，久而久之，造成血管硬化。血管硬化之后，在血管末梢之微血管部分便容易出现血凝块，如这些血凝块再度被挤出而堵塞在脑微血管

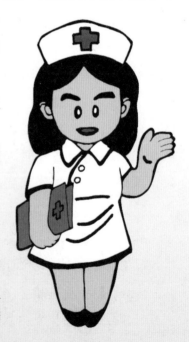

18

时，就可以造成脑中风；如堵塞在心脏微血管时就可以造成心肌梗死，所以心脑血管疾病是国内目前十大死因之一。

要避免这些可怕现象的发生，食用酵素是一种有效的方法。因为酵素对血液中的胆固醇、高脂蛋白及血凝块有较强的分解功能。有高血压征兆的人应长期服用酵素，大多可以控制并改善病情，避免严重病情的发生。

4. 酵素为何可使胆固醇变成有用的物质

胆固醇对于我们人体可以说是很重要的一种物质，如胆汁、激素、细胞膜的生成需要胆固醇的参与。但要使胆固醇变成有用的物质，先决的条件是在血液中有充足的酵素，将胆固醇分解分离，变成游离状态，才能被吸收利用，否则便会沉淀在血管壁，造成血管硬化，引发高血压病甚至中风。

目前众多媒体大肆渲染，视胆固醇为无形的杀手，使人人谈胆固醇而色变，甚至不敢吃含胆固醇的食物。这种因噎废食的做法实不足取。为了去除这种恐慌，平时补充酵素是十分必要的，因为酵素可以将胆固醇变成有益人体的物质。有些常食用酵素的人会发现自己的性欲明显提升，这可能是由于酵素将血液中的胆固醇大量分离，促进了性激素的合成。

5. 酵素如何改善胃溃疡、十二指肠溃疡

溃疡病是一种常见的慢性疾病，我们最常见的是胃溃疡和十二指肠溃疡，又称为消化性溃疡。长期饮食不规律或者精神紧张、工作压力大的人容易得溃疡病。通常出现胃痛、烧心感、吐酸水、食欲下降、呕吐，严重者可以出现胃出血，严重影响工作和生活质量。

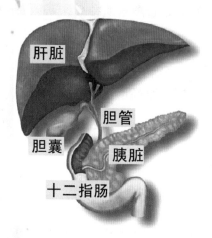

肝脏

胆管

胆囊　　胰脏

十二指肠

我们都知道，导致胃溃疡和十二指肠溃疡的直接原因是胃和十二指肠的胃酸浓度过高，对正常组织造成腐蚀所致。通常的治疗方法是用药物中和胃酸。这种方法在病情较轻时比较有效，但属于治标不治本的方法，容易造成反复发作。

要预防胃溃疡和十二指肠溃疡并防止病后复发，做好胃的养护十分重要，一是注意饮食调和、少吃辛辣，二是保证充足的休息和睡眠，三是保持轻松和愉快的心情。同时，针对胃酸过多产生的根本原因进行调理也是非常重要的。研究发现，体内胃酸过多常常是由于各种全身因素引起内分泌失调所致，解决了这个问题的根本，胃溃疡和十二指肠溃疡就不容易发生了。即使已经患病，经药物控制后也不容易复发。

酵素由于具有良好的调理人体内分泌功能的作用，因此用于胃溃疡和十二指肠溃疡患者非常适合。通过使用复合酵素进行调理，一方面可以调节失衡的内分泌功能，从根本上控制胃酸的过多分泌；另一方面对于已经发生的溃疡有助于其加速愈合。因此使用复合酵素进行调理可以收到较好的效果。

6. 肥胖症是怎么造成的？用什么方法减肥最合适

肥胖症（obesity）是一组常见的、古老的代谢症群。当人体进食热量多于消耗热量时，多余热量以脂肪形式储存于体内，其量超过正常生理需要量，且达一定值时遂演变为肥胖症。正常男性成人脂肪组织重量约占体重的15%～18%，女性约占20%～25%。随着年龄增长，体脂所占比例相应增加。体重超过标准体重20%者称为肥胖症。如无明显病因可寻者称单纯性肥胖症；具有明确病因者称为继发性肥胖症。

成年人标准体重（kg）为：身高（cm）–105。当体重超过标准体重的10%时，称为超重；超出标准体重20%的，称为轻度肥胖；超出标准体重30%的时候，称为中度肥胖；当超过50%时称为重度肥胖。

儿童标准体重（kg）为：（年龄×2）+8。当体重超过标准体重的10%时，称为超重；超出标准体重的20%，称为轻度肥胖；超出标准体重的30%，称为中度肥胖；当超过50%时称为重度肥胖。

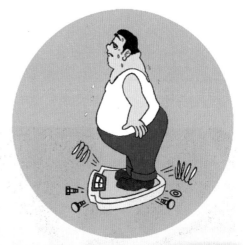

导致肥胖的原因有些是遗传性的；或者由于体内消耗热量的酵素不足，引起肝糖过量累积造成肥胖；或由于平衡体内营养（消除多余营养）之酵素不足，造成营养的堆积而引起肥胖（有多余之赘肉）。

除了遗传性的肥胖，其他的肥胖症都可以食用复合酵素来调理，再配合每周1～3天24小时的断食方法，则有更佳的效果。

实行24小时断食的方法是：每周选1~3次适当时间断食24小时，在断食法期间出现饥饿感的时候食用复合酵素，以维护肝脏正常的功能；期间再加上运动多喝白开水，可以达到减肥效果。

7. 酵素对痔疮的功效

在现实生活中，大部分人都有被痔疮困扰的经历，人们为此承受着巨大的痛苦和折磨，学习、生活和工作都受到影响。那么到底什么是痔疮呢？其实痔疮是人体直肠末端黏膜下和肛管皮肤下静脉丛发生扩张和屈曲所形成的柔软静脉团。痔疮包括内痔、外痔、混合痔。

痔疮发病原因很多，久坐、久站、劳累等使人体长时间处于一种固定体位，从而影响血液循环，引起痔静脉过度充盈、曲张、隆起，可以导致痔疮发生；还有一个重要的原因是习惯性便秘，从而压迫静脉，使局部充血和血液回流障碍，引起痔静脉内压升高而导致痔疮。一般来说，机关干部、汽车司机、售货员、教师的患病率明显较高。

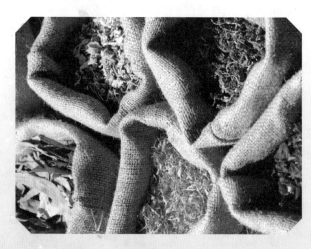

痔疮的治疗主要以手术为主，但是手术并发症比较多，另外也容易复发，痛苦也较大，因而病人一般都不愿做手术。

酵素对改善痔疮比较有效。一方面酵素可以促进人体的消化功能，加快胃肠道的蠕动，可以很好地解除便秘的痛苦，因而可以解决导致便秘发生的重要因素；同时，酵素有利于分解痔疮中因静脉淤血产生的血凝块，因而有利于痔核的消散。如果长期食用复合酵素，对于从根本上解除痔疮的痛苦是十分有益的。

当然，痔疮的预防是更重要的，主要通过加强锻炼、合理调配饮食、养成定时排便的习惯、注意孕期保健等措施来实现，另外还要注意避免久站、久坐，并注意保持大便的通畅。每次大便后用温水熏洗肛门局部，改善肛门局部血液循环，对于预防痔疮是十分有益的。补充酵素后对于保持大便通畅有较好的效果，因而对于痔疮的预防有积极的意义。

8. 酵素是否可使肌肤更年轻

酵素具有活化细胞、修复皱纹、防止皮肤老化等功能，且可促进人体新陈代谢，使肌肤看起来容光焕发。

人体除了内脏器官的细胞组织内本身含有许多天然酵素，皮肤组织也有功能各异的酵素，有的帮助深层皮肤细胞生长，使功能受抑制的皮肤细胞重新焕发活力；有的可抵御紫外线对皮肤造成的伤害，抑制黑色素形成，进

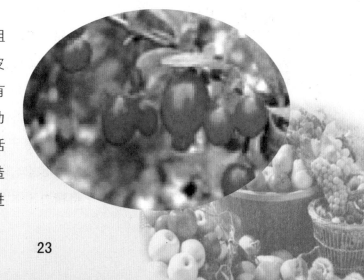

而可对抗由阳光暴晒与污染所造成的皮肤老化；有的则可以使老化皮肤的死细胞脱落，甚至增进肌肤内胶原质与弹力素形成，而胶原质与弹力素正是维持皮肤弹性和紧密细致的重要关键因素。

食用天然复合酵素对活化人体皮肤细胞具有很好的效果，而活性酵素对人体细胞所具有的强盛的活化作用可影响皮肤组织，使肌肤变得更年轻。

9. 酵素为何能改善糖尿病

糖尿病是由遗传因素、免疫功能紊乱、微生物感染及其毒素、自由基毒素、精神因素等等各种致病因子作用于机体，导致胰岛功能减退、胰岛素抵抗等而引

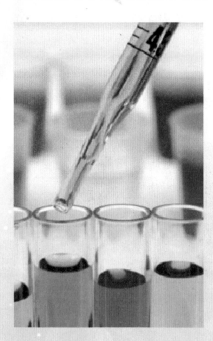

发的糖、蛋白质、脂肪、水和电解质等一系列代谢紊乱的综合征。临床上以高血糖为主要特点，典型病例可出现多尿、多饮、多食、消瘦等表现，也就是我们通常所说的"三多一少"症状。糖尿病（血糖）一旦控制不好会引发并发症，导致肾、眼、足等部位的衰竭病变，严重者会造成尿毒症。

糖尿病本身也让人感到非常痛苦。它让人常常觉得口干想喝水，因多尿而半夜多次醒来。尽管已吃了不少食物，但仍时常有饥饿感；尽管吃得不少，体重却明显减轻，而且觉得精力和体力不支。当能够感觉到某处的明显

情况时，糖尿病的病情已发展到一定程度了，同时，其他可怕的并发症也随之悄悄地在全身各处发展着。

若患糖尿病，目前一般最常用的治疗方法是注射胰岛素和服用降血糖药物，但却只能使病人暂时解除痛苦，而且还会产生药物依赖，病情会日渐加重。

如果在采用正规治疗的基础上采用酵素进行调理，将可能产生很好的效果。因为酵素对于人体细胞具有活化和调整功能的作用，作用于胰岛细胞能有效地促进和调整胰岛素的正常分泌；同时，酵素的长期服用可以调节人体的代谢水平，促进能量的消耗，降低糖分在体内的积累。因此，酵素的应用对于从根本上治疗和调理糖尿病，是一种值得积极尝试的方法。

由于糖尿病的病程一般较长，所以在调理过程中一定要有耐心，必须坚持配合服用酵素，直至糖尿病得到控制，病情长期保持平稳。这种方法比单纯应用降糖药物治疗往往能够取得更好的效果。

10. 酵素为何可以分解清除血液中之残余药毒

人体因为疾病往往要使用药物进行治疗，一般情况下，大部分药物摄入人体后发挥药效，起到治疗作用，而药物本身有的是经肾脏代谢后随尿液排出体外；有的在体内经过人体复杂的代谢过程变成其他物质而排出体外。

所谓残余药害就是指人们因罹患疾病而使用治疗药物，由于药物本身的特性在人体内不易排出，或在人体经代谢后转化成其他不易排出的物质，从而长期在人体内残留，对人体产生不良作用，危害人体健康。因此，人们一方面利用各种药物来治疗疾病，另一方面却不得不承受着残余药毒给我们身体带来的

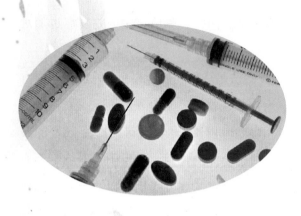

危害。通常情况下，我们对此没有很好的应对方法。

由于酵素具有强大的催化作用，不仅能使体内许多原本进行缓慢的化学反应成千上万倍地加快，还能使一些难以进行的代谢过程顺利完成。因此，合理地使用酵素的这些特性，就可以将一些人体难以排出的大分子药毒物质加快转变为容易排出的小分子物质，同时还可以将一些残余药毒物质转化为低毒或无毒的物质，降低其对人体的危害作用。因此，酵素对于分解和清除血液中的残余药毒可以发挥良好的作用。

11. 人体从何处获得酵素

人体要保持健康，体内必须有足够的各种各样的酵素，那么我们体内的这些酵素都有哪些获取来源呢？主要从以下几种途径获取：

（1）从胰腺获取

在我们身体上腹部深处有一个非常不显眼的小器官，它就是胰腺。胰腺虽小，但作用非凡，可以说它是人体中最重要的器官之一。

胰腺"隐居"在腹膜后，知名度虽远不如其邻近的胃、十二指肠、肝、胆，但胰腺分泌的胰液中含有丰富的酵素，其中最为我们熟知的是几种消化酶，它们在食物消化过程中起着"主角"的作用，特别是对脂肪的消化。胰腺外分泌主要成分是胰液，内含碱性的碳酸氢盐和各种消化酶，其功能是中和胃酸，消化糖、蛋白质和脂肪。之所以说胰腺是人体最重要的器官之一，是因为它的生理作用和病理变化都与生命息息相关。

（2）从日常食物中获取

可以靠选择生食天然食物，这样既可以避免高温对于酵素的破坏，又可以

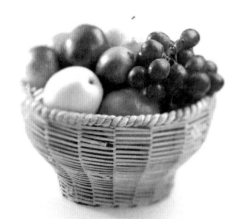

使得食物中酵素更好的被人体吸收。我们日常摄入的各种食物如蔬菜、水果等，包括苹果、木瓜、凤梨、猕猴桃（MIVI）、桑果，等等，它们含有丰富的天然酵素，被我们食用并消化吸收后在人体内发挥着重要的作用。通过其中所含有的消化酶来促使体内消化顺利进行。当然，肉类、鱼类和牛乳等亦含有酵素，但超过40℃以上的高温，酵素的分子结构即可遭到破坏，本来所具有的作用也会消失。

（3）从酵素制剂中获取

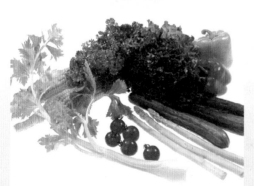

随着对于酵素的研究日益深入，现代制剂技术不断发展，人们已经可以将各种食物和其他天然动植物中的酵素成

酵素与亚健康

分大批量进行提取，经加工后生产出易于保存、运输并可以在世界各地进行销售的酵素制剂产品。

因而，人体内酵素的获取来源不仅仅局限于以上两种途径，还可以通过服用各种酵素制剂来源源不断地获得。目前在欧洲、日本、美国等多个国家以及我国台湾地区流行食用酵素制品，它们不是药物，而是作为营养食品被广泛推广。

12. 酵素能辅助改善病情的六种作用

当我们发生疾病时，首先是选择专业的医疗服务来解决病痛，但如果同时利用酵素来进行科学的调理，对于病情的改善能够起到良好的辅助作用，具体体现在以下六个方面：

（1）储备体内酵素

当我们服用酵素后，可以使体内的酵素得到充分的储备，有利于保持体内血液的弱酸性，加快代谢，从而加速清除体内废物，还有利于保持肠道内菌群的平衡，活化细胞功能，促进消化功能，增强人体抵抗力，保持身体各方面功能的平衡。

（2）增强机体抗炎作用

我们身体的疾病中有相当一部分是由于炎症所引起。酵素可以大大增强人体自身的抗炎作用。一方面它可以使细胞的代谢功能增强，尤其使炎症部位的细胞活性大为增加，有利于各种代偿功能充分发挥抗炎作用；同时，酵素能使白细胞的转运功能大大增强，在炎症的修复过程中主要是依靠白细胞的吞噬和转运功能将各种炎症物质排出体外，白细胞的这些功能增强了，炎症的恢复过程自然就会加快。

（3）抗菌、抗病毒作用

我们都知道细菌和病毒是导致人类疾病的"元凶"，各种抗生素以及抗病毒药在全世界广泛应用，但耐药的细菌和病毒的新种类层出不穷，令人类忙于招架。

酵素对于各种细菌和病毒却有良好的抵抗作用。一方面，有些酵素本身对于某些细菌具有抑制作用，可以降低其对人体的危害性；另一方面，酵素可以大大增强人体自身白细胞对细菌和病毒的杀灭作用，也就是可以增强人体的免疫力；同时，酵素还有促进细胞新生的作用，故可从根本上对细菌、病毒产生抵抗能力。

（4）分解作用

酵素具有很强的催化作用，可以使得人体细胞对于各种代谢废物以及血栓等血管凝聚物的分解过程大大加快，因而可以加快人体内废物的排出，消除人体内阻碍血液正常循环的异物，保持人体代谢的正常和各种循环的畅通。

（5）净化血液

酵素可以明显地增强血液中各种细胞的活性和功能，加快血液中各种废物的排出，分解血液中多余的胆固醇，从而可以净化血液，使之保持最适合的酸碱度，充分发挥血液对于人体的重要作用。

（6）细胞新生作用

在疾病的过程中，各种致病因素可以直接造成组织细胞的损伤；药物的

酵素与亚健康

使用不仅可以消灭致病因素，同时也可以造成其他正常组织细胞的损伤；在人体与疾病斗争的过程中，也有不计其数的细胞做出了"牺牲"。人体要恢复健康，就需要产生相应的新生细胞来补充疾病造成的"亏损"。酵素由于其具有促进细胞新生的特性，因而对于疾病的康复可以发挥重要的作用。

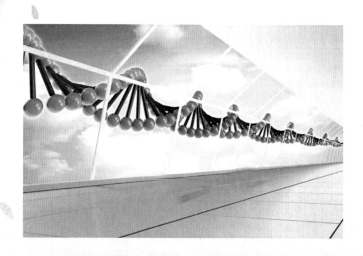

第三章

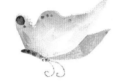

酵素对肠道菌群及健康的意义

第一节 消化系统的构成

人体就像一台复杂而精细的机器，而人的消化系统就像一条结构复杂、功能多样的贯穿这部机器的管道，从头部的嘴巴开始，自口腔、食管、胃、小肠、大肠，直到肛门部分，总称为"消化道"。

消化道内器官各司其职，水和食物通过口腔，沿着食管，经过胃进入小肠和大肠。胃主要起到储存食物和碾磨作用，食物进一步运输到小肠内吸收，摄取机体需要的营养物质。小肠内含有丰富的消化液，用来消化食物，并且起到稀释食物和溶解营养物质的作用。小肠内除了本身分泌的消化液外，还有肝脏和胰腺产生的胆汁和胰液。食物经历了小肠的消化吸收之后，食物残渣从回肠道进入大肠，大肠强大的吸水能力可以吸收其中的水分，供机体新陈代谢或者以汗液、尿液的形式排出体外。食物残渣逐渐形成粪便，最后从肛门排出。可以说小肠在消化系统中承担着主要的消化作用，也是人体营养吸收的主要来源。

外来摄取的食物进入人体，在消化过程中，肠道的蠕动、分泌何种化学物质以及分泌多少量等，每个环节都需要严格控制。若肠道结构与功能异常，人体便无法获得养分供给。就如同车子没有油、手机没有电一般，人体也将无法运作。

第二节　肠道菌群与健康

肠道菌群是一个庞大复杂的生态系统，它占全身菌群总数80％左右，最新的研究成果显示肠道菌群包含有1000类菌种左右，其数量可以达到10^{14}个，约为人体细胞总数的10倍，重约1.5kg。这些细菌在生长过程中产生的代谢产物，可以进入人体血液，对人体的营养、代谢和免疫都起着至关重要的作用。

在正常人体中，肠道菌群具有一定的组织结构。人体肠道菌群包括1000类左右的微生物，各种微生物的数量差别很悬殊：其中30~40种微生物占肠道菌群总数99％以上，其他的细菌则只占到很小的比例。根据不同的生理功能，这些微生物可被分为三大类：共生菌、条件致病菌和病原菌（也可分为有益菌、中性菌和有害菌）。

有益菌可以产生消炎、镇痛、抗氧化的物质，还可以合成维生素、氨基酸、丁酸盐等营养成分，对人体有滋润和保护作用；有害菌则可以产生神经毒素、致癌物质和游离抗原，进入血液后能够引起多种疾病；中性菌即具有双重作用的细菌，如大肠杆菌、肠球菌等，在正常情况下对健康有益，一旦增殖失

控，或从肠道转移到身体其他部位，就可能出现不适症状甚至疾病。

肠道菌群作为一个特殊而且必需的人体"器官"，不仅与人体肠道消化有关，而且与人体健康息息相关。他们可以帮助机体代谢药物及外源复合物、合成维生素、抑制病原体的侵袭，抵御感染和自身免疫疾病的患病风险，影响免疫系统发育和大脑活动，甚至调控宿主的情绪行为，影响自闭症的发生。

第三节　肠道菌群与慢性病

人类在进化过程中，已经与肠道微生物形成了一种共生关系，肠道微生物的个体差异影响着宿主的健康。肠道微生态平衡的建立是在正向效应（促使种群发展形成群体效应）和外相效应（限制或抑制种群的过度膨胀的效应）二者互相作用下，达到动态平衡。若肠道微生态平衡被打破，就有可能引发不适症状甚至疾病。

慢性病全称是慢性非传染性疾病，不是特指某种疾病，而是对一类起病隐匿，病程长且病情迁延不愈，缺乏确切的传染性生物病因证据，病因复杂，且有些尚未完全被确认的疾病的概括性总称。

慢性病主要包括心脑血管疾病、恶性肿瘤、糖尿病、慢性肺部疾病和肝肾疾病等。目前，慢性病已成为造成人类残疾和死亡的最主要原因。在我国，几乎80%的死亡可归因于慢性病，且呈快速上升和年轻化趋势。最新的研究进展表明，结构异常的肠道菌群很可能是肥胖、高血压、糖尿病和中风等饮食结构

酵素与亚健康

不当造成的代谢性疾病的直接诱因。

1. 肥胖

肥胖是一种有多种因素引起的慢性代谢性疾病，随着经济水平的发展和生活水平的提高，肥胖的发病率在世界范围内日益升高，肥胖增加了2型糖尿病、动脉硬化、脂肪肝、高脂血症等代谢综合征的患病风险，严重影响着人们的健康及生活质量。

研究表明肥胖是一个复杂的多种遗传背景和环境因素互相作用的结果，肠道菌群与肥胖存在着密切的联系，肠道菌群结构的改变，影响食物中多糖的降解，肠道菌群不仅可以帮助宿主将食物中的能量充分吸收，还能通过增加能量的存储和调节宿主基因的表达、引起慢性低炎症、调节肠肽激素分泌、调节胆碱和胆汁酸代谢及内源性大麻素系统等机制，从而引起肥胖及其相关代谢性疾病。

2. 心脑血管疾病

心脑血管疾病是一种严重威胁人类，特别是50岁以上中老年人健康的常见病。目前，我国心脑血管疾病患者已经超过2.7亿人，每年近300万人死于心脑血管疾病，占我国每年总死亡病因的51%。已有研究表明人体肠道微生物代谢胆碱和磷酸酰胆碱产生三甲胺（TMA），进一步代谢产生氧化三甲胺（TMAO），可以导致动脉粥样硬化。肠道菌群同样可以代谢饮食中瘦肉所富含的左旋肉碱和三甲胺，产生TMAO并加速发生动脉粥样硬化。肠道微生物的组成对心脑血管疾病的发生有重要作用。

3. 过敏性疾病

过敏性疾病是临床上常见病、多发病，是一种免疫变态反应。在世界各国

变态反应性疾病的总发病率高达10%~30%，主要包括过敏性哮喘、过敏性鼻炎、食物过敏、过敏性皮肤病等。研究表明，过敏性疾病的发病主要为免疫异常，而肠道菌群是肠道免疫发展的重要刺激因素。肠道菌群不仅能增强肠道免疫黏膜屏障的功能，还能通过不断的刺激局部或全身免疫应答促进肠道黏膜相关淋巴组织的发展。

4. 肝病

肝病是指发生在肝脏的病变，包括乙肝、甲肝、丙肝、肝硬化、脂肪肝、肝癌、酒精肝等多种肝病，是一种常见的危害性极大的疾病，我国是一个肝病大国，其中乙肝病毒携带者高达1.3亿。全球每年大约70万病毒性肝炎的相关死亡者中，我国占50%。肝病总体病死率居高不下，其中感染是慢性肝病最常见的并发症，其病原菌大多来自肠道菌群。在控制感染过程中，大剂量使用抗生素易引起肠道菌群失调。

肠道微生态与肝脏不但在解剖上，而且在功能上有着密切的联系。肠道菌群可在肠道内产生酶和维生素类营养物质，由肝脏代谢，合成人体所需的诸多物质；同时肝脏将肠道菌群中有腐败菌产生的有害物质代谢为无害物质，或为机体利用或排出体外，还能清除肠源性细菌、真菌等。

有研究发现各类慢性肝病患者均存在不同程度的菌群失调。如肝硬化患者肠道双歧杆菌等厌氧菌明显减少，肠球菌、肠杆菌等需氧菌及厌氧条件致病菌明显增多。肠道菌群失调后，肠道屏障功能受损，肠道细菌及各种代谢物等移位进入肠外器官，过度激活机体免疫系统，引起异常免疫反应，导致肝细胞凋亡、坏死。这加快了慢性肝炎重型化、肝肾综合征以及感染的进程。

第四节 肠道菌群的意义

人体大部分的生理功能是人体本身与微生物共同进化过程中所形成的共生生活的结果，肠道微生物菌群在人体发挥着各种生理作用，比如人体能量代谢，营养物质吸收、先天性或获得性免疫、胃肠道功能等。肠道菌群还可以帮助人体代谢食物消化产生的有害代谢产物，增强肠动力，促进毒素的排出，防止便秘腹泻发生。由于肠道菌群在人体之间的关系错综复杂，贯穿于人体各种生理活动和病理过程，已成为人体不可或缺的一部分。肠道菌群对人体健康的影响和作用已不可忽视。

第五节 酵素有助于肠道菌群比例平衡

若要身体健康，首先应该从饮食着手，以改变肠道内环境为目标。人们不规律的饮食生活因素，常常会造成肠道内有害菌的比例增加。此时，中性菌就会顺势倒向有害菌一边，结果造成消化不良，食物腐败，产生过多的有害物质，久而久之就容易引发各种疾病。相反，如果多摄取生鲜果蔬、发酵食品或酵素食品，就会增加有益菌的比例，中性菌自然就会被有益菌同化，倒向有益菌的一边。结果便会使人体消化良好，肠内环境好转，身体就会健康，寿命也将得到延长。

有专家证实，人体内的细菌绝大部分其实都为中性菌。只不过是这些中性菌很容易因为不良饮食习惯、炎症等因素而改变成有害菌，从而导致疾病的发生。而良好的酵素饮食会使中性菌转变为有益菌，给人增加元气，促进健康。由于不规则的饮食习惯而导致消化不良和消化道疾病者，其免疫力往往偏低，所反映的也是这个道理。尤其是以摄取肉类、蛋类、乳制品、垃圾食品为主，且很少摄取酵素食品为主的人，就要更注意这个问题。如果再不重视改掉不良习惯，随着时间的流逝，年龄的增长，就一定会出现各种各样的健康问题，也容易患各种疾病。

近年来，在欧美、日本等国家日益盛行食用酵素的健康之道，酵素在世界健康领域的影响力日益提高，全球很多权威机构将酵素作为人类健康重要课题展开了深入的探索与研究。中草药功能型酵素将会成为世界高端产品，彰显中草药神奇魅力推向世界，推动人类健康，值得一提的是，目前，我国一些高新健康科技企业融合中医理论研发出的酵素产品独具魅力，比如国家中医药管理局亚健康干预技术实验室战略合作伙伴上海莱香企业等。

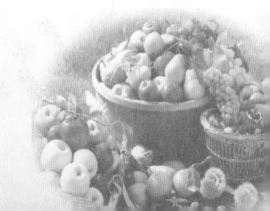

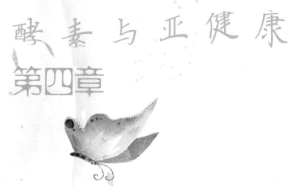

酵素与亚健康

第四章

酵素决定你的健康

第一节　酵素与一般药物不同

由于酵素对人体疾病有良好的调理作用，因此有些人会认为酵素是一类用于治疗疾病的药物，甚至到医院要求医生用酵素来治疗疾病。

其实这是一个误区，是混淆了治疗与调理的概念。酵素是一种健康食品，不等同于药物。为了说明这个问题，我们可以先了解一下酵素与药物有哪些不同。

首先来看药物，它一般都是针对病因或者症状发挥治疗作用，主要是依靠药物本身的特性来发挥治疗作用；效果一般比较快；在使用量上一般有严格的规定，量少则达不到治疗作用，过量则有可能对人体产生危害；很多药物一旦起效则可以一时性迅速改善病情，但停用则可能引起病情复发甚至反跳；大部分的药物一般不能长期使用，比如抗生素长期使用很可能引起耐药性；大多数药物都有其特定的适应证，必须符合才能做到使用有效；不同药物混合使用时要充分考虑到药物之间的相互作用，如果使用不当则可能对人体产生危害；很多药物在治疗疾病的同时也会产生对人体不利的毒性，甚至有严重的副作用。

再来分析一下酵素的特点，酵素是一种以果蔬、药食用菌、中草药等为原材料，经多种有益菌发酵而成的功能性食品，所以不能直接对疾病起作用，但酵素却能通过修复人体细胞和组织，从根本上强化人体对疾病的免疫和自愈能力。它对人体的调理作用通常是整体性的，在人体生理的多个环节发挥作用，只是可能以某一方面的作用为明显或突出；酵素发挥作用的效果一般来得比较慢，需要一段时间的使用才能逐渐发现明显的效果；它对于使用量没有严格的限制，主要依据人体使用后的反应来确定一个合适的用量；一般主张长期使用酵素来对人体进行整体性的调养，并且一时的停用也不会导致原有亚健康状态的反复或反弹；酵素对于调理的适应证要求并不十分严格，这与它是从多环节入手进行调理的特性有关；酵素的使用一般没有副作用，多种酵素的联合使用一般也不用考虑相互间发生不良反应，因此使用比较安全。

通过以上的比较，我们可以看出酵素与药物在特性上有很大的不同，但二

酵素与亚健康

者的合理搭配使用则可以使得药物更好地发挥对人体疾病的治疗作用，而酵素对人体良好的调理作用又可以使得药物的用量和使用时间缩小，二者可谓相得益彰。

第二节 适合使用酵素的人群

由于酵素对人体亚健康状态具有积极的调整作用，因此适合使用的人群较多。从多年使用的经验来看，成年人中主要包括以下人群：

1. 经常感到头晕、头痛、耳鸣等人群。

2. 失眠、多梦、早醒、饭后犯困的人群。

3. 眼充血或眼睛痒，眼睑水肿，容易出现黑眼圈、身体水肿、怕冷的人群。

4. 经常出现打喷嚏、流鼻涕、鼻塞、经常咳嗽、呼吸道红肿的人群。

5. 易出现舌头、牙龈、嘴唇易红肿、舌苔发白、荨麻疹、水痘、痤疮、肌肤刺痒的人群。

6. 出现身体多汗、盗汗或完全不出汗、无虚汗的人群。

7. 经常出现心慌或者胸部疼痛、心神不定、健忘、易怒等人群。

8. 经常出现腹泻、胀气、经常排气、大便不成形或便秘、大便恶臭等人群。

9. 频繁打嗝，出现胃灼热，时常出现胃痛等症状人群。

10. 经常发生肩酸、颈椎疼、腰痛、坐骨神经痛、腿抽筋、肌肉疼、关节痛、常感慢性疲劳、浑身无力等人群。

11. 经常出现尿频、尿急症状人群。

12. 月经不调、痛经症状人群。

13. 学习能力下降，注意力不集中，脾气暴躁的人群。

14. 经常出现口臭、体臭、脚臭等人群。

15. 营养过剩的肥胖者。

16. 老年人。

除了成人以外，成长中的儿童也需要补充酵素，主要有以下人群：

1. 先天体质不好，体弱多病者，需要服用酵素来增强体质。

2. 发烧或患有其他消耗类疾病的儿童，或平时运动量较大消耗大量营养者。通过使用酵素，可以促进人体的消化功能增强，使营养摄入和吸收增加，补充成长期儿童的需要。

3. 出现过敏、超重、便秘、疲倦等症状的儿童。这些儿童往往因体内缺乏相应的酵素，导致对蛋白、脂肪等物质的消化能力低下而产生相应症状。补充酵素则有可能很好地解决一系列复杂的问题。

此外，随着人年龄的增长，体内酵素的水平逐渐偏于低下，生理机能的活性下降，合理地使用酵素则能延年益寿。

由于运动员活动量较大，体内酵素的需要量比平常人更多，容易造成体内酵素的缺乏，所以运动员更需要大量补充酵素。

第三节　食用天然活性酵素后的一些反应

在一般情况下，人体在使用酵素一段时间后，由于体质的好转，身体常有良性的反应，例如感到食欲旺盛，精力和体力增加，心情愉快，不易疲劳等。

但是，也有一些人在使用酵素后出现一些看似异常的反应，这种异常反应的出现常常是一种好转反应，只不过在现象上看似异常。这些反应大多数与体内的排毒作用有关，其中以特殊体质的人较容易产生这些反应。这些反应以及可能的原因如下：

1. 呕吐现象

可能为初次使用酵素产生的心理排斥反应，因口感不能适应，造成反胃现象。

2. 皮肤发痒或出疹

从中医的观点来看，这些往往是一种排毒现象，通常易发生于肝脏不好或皮肤容易过敏的人。

3. 身体略感酸痛

这往往是使用酵素一段时间后人体细胞活性增强，代谢加快，各种代谢物质产生增多，人体组织的敏感性增加的正常反应。另外，尿酸过高的痛风患者身体酸痛现象容易产生。

4. 感觉胃有些刺痛

这种现象经常发生在溃疡病患者使用酵素一段时间后，是酵素对发生溃疡的部分产生作用，促进新生细胞大量增生以填补溃疡所造成的缺损的一种正常反应。

5. 舌尖带麻、喉咙发痒

此现象是因为天然酵素具有较高的活性，对味蕾会产生一种刺激，所以舌尖带麻；如果喉部有轻度的炎症即会有发痒刺激的感觉。

6. 粪便呈黑色

这通常是使用酵素后消化功能改善，体内积存的宿便得以顺利排出的正常反应。当然，有些天然酵素由于含有天然色素或铁离子含量较高，也会使人体大便颜色变黑，是一种正常反应，不必为此担心。

7. 粪便带有血丝

这往往是体内瘀血排出体外的良好反应，尤其是曾经受过内伤、发生溃疡病或中风的病人；同时，患有痔疮的人也可能有便血现象发生。

8. 夜晚精神好不想睡

这种现象的发生是因为酵素可以促进分解、消耗体内多余的脂肪，转化为热能而产生兴奋作用。

9. 晕眩现象

服用酵素后感到眩晕通常发生于血糖偏低者，这是由于食用酵素后会促进消耗体内多余的脂肪，从而可能使血糖降低。

10. 月经期间排血量增加

这是因为酵素对细胞的活化作用使得人体变得气血旺盛，一段时间后此现象即会消失。

食用酵素产生的好转反应，代表你的身体已经向健康之路迈上了一大步。大部分的身体不适将会因为你体质的改善在不知不觉中逐渐消失，使我们的身体变得更健朗，精神更焕发。

第五章

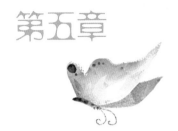

酵素与亚健康

第一节 亚健康

世界卫生组织（WHO）指出："一个人只有在躯体健康、心理健康、社会适应能力和道德健康、生殖健康等五个方面都具备才能是健康。健康不是身体无病，而是身体上、心理上和社会适应能力方面的完好状态。"亚健康是指一个人处在健康和疾病之间的状态，通常自觉有诸多的不适，却查不出任何实质性疾病，各组织器官处于代偿、超负荷的状态。

据世界卫生组织统计，全世界约15%的人属于健康状态，约15%的人属于疾病状态，约70%的人属于亚健康状态。可见，现代社会亚健康状态的人群比例最大，主要是环境污染、饮食失衡、精神压力大、健康意识差等多种因素造成的。如果长期处于亚健康状态，就会逐步走向疾病状态。

由此可见，"亚健康"严重影响了人类的生存质量。目前预防疾病、防治"亚健康"已成为各国政府卫生部门的头等大事！

第二节 常见亚健康状态及 可能引发的疾病

亚健康状态可以出现各种各样的表现，它们的共同特点是让人感觉到不适，但是往往到医院全面检查却不能确诊为某一种明确的疾病，或者出现一些疾病的症状却不能完全符合诊断该疾病的所有条件。亚健康状态往往表现为某一方面的不适，常见的亚健康状态以及可能即将发生的疾病或原因如下：

1. 腰部以及手脚冰凉

腰部凉、怕冷腰酸可考虑肾阳虚，手脚冰凉属于末梢循环差或者是体内阳气不足所导致。

2. 头晕、头痛、精力不集中

可能是植物神经功能紊乱或神经性头痛，或有贫血倾向。

3. 晕眩

可能是一过性高血压或低血压，或有贫血倾向。

4. 全身倦懒、酸痛乏力

可能是糖尿病或胃肠机能减退或体内尿酸高。

5. 经常口渴而饮水不解

可能是糖尿病或胃肠机能减退。

6. 常打哈欠、犯困

可能是植物神经功能紊乱或缺乏运动，亦或是气血虚弱。

7. 经常盗汗、手心容易出汗

可能是阴虚兼有气虚，阳气内潜，体内津液不足，阴不制阳，盗汗发作，卫表不固伴有手心出汗的表现。

8. 肩颈僵硬、酸痛

可能是心脏供血不足或有肩周炎倾向。

9. 肤色变黄

可能是皮肤有色素沉淀或缺乏营养。

10. 鼻头发红

可能是胃肠道功能紊乱或酒精中毒。

11. 双颊皮肤粗糙

可能是贫血或营养不足。

12. 易生痤疮

可能是皮脂分泌过多、内分泌失调所致。

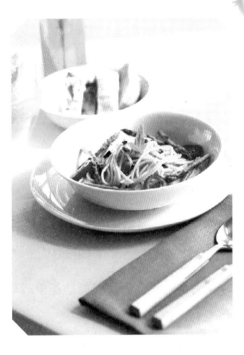

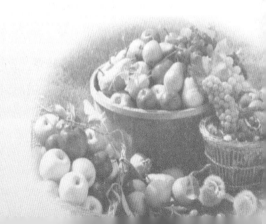

13. 常觉饥饿

可能是胃炎、胃溃疡或糖尿病。

14. 排尿量小、排尿次数多

可能是前列腺增生及炎症，或泌尿系统感染。

15. 便秘、腹泻

可能是饮食习惯、精神压力所导致。

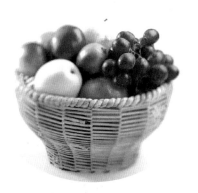

16. 长白色舌苔

可能是胃肠功能紊乱。

17. 眼睛充血

可能是高血压、凝血功能差或熬夜导致。

18. 视物模糊不清

可能是用眼过度，或精神疲劳，或糖尿病。

19. 容易宿醉

可能是肝脏机能减退。

20. 腰酸、腰痛

可能是肾脏疾病、月经紊乱，或腰椎间盘突出。

21. 虽有足够睡眠仍觉得很困

可能是运动不足，或脑动脉硬化，或心理压力过大。

22. *经常疲劳、乏力*

可能是肾气不足、休息不够所导致。

23. *手脚发麻*

可能是神经系统功能障碍。

24. *胸闷、气短*

可能是心脏神经官能症或功能性胸闷所致。

第三节 酵素调理亚健康

由于酵素本身所具有的活性和调理人体的特性，我们可以利用它来对亚健康状态进行调理。但我们首先应该了解各种调理方法的作用以及具体实施方法，以下做一简单介绍。

1. 用于美容洗脸

【作用】去角质（可加海盐）。

【用法】将脸先用温水打湿，抹上少许酵素后轻搓。每周2～3次。

2. 美容

【作用】祛斑、紧致皮肤。

【用法】将脸洗净后，将酵素原液与纯净水稀释后涂抹于面部，轻弹至吸收即可。

3. 祛痘

【作用】祛除痘印。

【用法】将粉剂酵素加入蛋清调和后，将脸洗净后敷于痘印处（作用于面膜）。30分钟后，洗净即可。

4. 减肥

【作用】去油脂。

【用法】早、晚餐可配合酵素代餐使用，各服用30mL液体酵素并配合运动、饮水，午餐可以正常饮食（多以牛肉为主）配合断食疗法最佳。

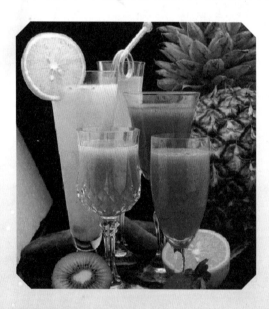

5. 增胖

【作用】促进胃肠吸收功能。

【用法】每餐饭后30分钟服用，每次30mL。

6. 调理便秘、腹泻、痔疮

【作用】调整消化功能。

【用法】长期服用，具体方法为：第一个月每天3次，每次30mL；第二个月至第三个月每天2次，每次30mL（早、晚各1次）；第四个月后每天1次，每次30mL。可配合粉剂酵素共同使用效果较佳。糖尿病患者需搭配苦瓜汁服用。

7. 调理过敏性鼻炎

【作用】提高免疫功能。

【用法】按1：6的比例将酵素与40℃以下常温水稀释食用1～3个月，每次30～60mL酵素原液。

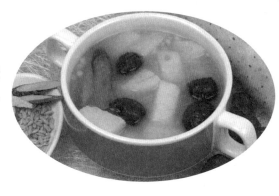

8. 调理高血压

【作用】降血脂、降胆固醇。

【用法】按1：6的比例将酵素与40℃以下常温水稀释食用，每天3次，每次10mL，少食多餐。

9. 胃溃疡

【作用】促进溃疡愈合。

【用法】按1：6的比例将酵素与40℃以下常温水稀释食用，每次30mL，每天2次。饭前服用效果较佳，若有不适现象产生可改饭后服用。服用3～6个月。

10. 解酒

【作用】使人不易醉或不发生宿醉现象。

【用法】酒前、酒后半小时各服用30～60mL酵素原液，配合饮水效果更佳。

11. 调理不孕症

【作用】使男性增加精子存活率，促进女性受孕。

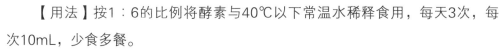

【用法】每天3次，每次30~60mL。服用3~6个月。

12. 调理更年期综合征

【作用】调节内分泌。

【用法】每天3次，每次30mL。服用3~6个月。

13. 调理外伤、烫伤

【作用】促进组织生长。

【用法】先清理伤口（可用生理盐水），再将酵素原汁敷于患处，以纱布包扎即可。

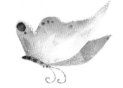

第六章

酵素减食疗法给你健康美丽人生

第一节 减食疗法

　　减食疗法是一种传统的非药物疗法，生活中又称为"轻断食疗法"。轻断食疗法通常作为一种养生保健方法被人们广泛地应用。科学减食对于改善消化系统功能有较好的效果，有助于消化道宿毒的排出，调整人体的新陈代谢。

　　人体在代谢过程中会产生很多有毒物质，有毒物质一部分会以尿液、粪便或汗液的形式经肾脏、肠道或皮肤排出体外，但是总有一部分无法及时排出而长期滞留在体内，随着血液以及淋巴循环等流动到身体的各个器官，甚至在某些组织中蓄积。这些在体内聚集的有毒物质是造成我们亚健康状态甚至疾病的主要起因之一。

酵素与亚健康

我们经常打扫房子、清除废物和垃圾，但却不曾想到要清洁自己身体内部的废物和垃圾。清除体内积存多年的有毒物质，对于我们自身的健康是非常重要的。

减食是清理身体内部环境较好的方法，在减食过程中，我们的身体不需要耗费大量的能量去清除新进食物消化后产生的有毒物质，给身体一个清洁存留毒物的机会。在减食的过程中，身体会继续工作和清理体内累积、过剩的废物，然后将它们排泄出去，可起到净化身体的作用。

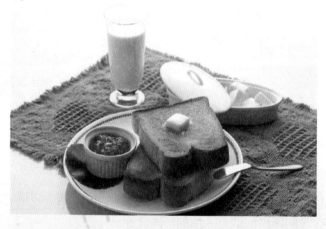

减食也是清除宿便（积存在大肠中多日未排出的大便）的好方法。宿便含有大量的有毒物质，其分解出的毒素会被肠壁吸收，与各类肠道疾病关系密切，用灌肠和服用泻药等方法清除宿便只能解决一时的问题，而且还会带来许多副作用，而通过减食疗法做一次全身的"大扫除"容易做到彻底清"仓"，方法自然而有效。

瑞典斯德哥尔摩当地时间10月3日中午11时30分，2016年的诺贝尔生理学医学奖，颁发给了日本科学家大隅良典，以奖励他在阐明细胞自噬（Autophagy，或称自体吞噬）的分子机制和生理功能上的开拓性研究，以表彰他发现了细胞自噬的生物学机制。那么，什么是"细胞自噬"呢？自噬（autophagy）一词来自希腊单词auto-，意思是"自己的"，以及phagein，意思是"吃"。所以，细胞自噬的意思就是"吃掉自己"。所谓自噬作用是指细胞在缺乏营养和能量供给以及应对短暂的生存压力时，可通过降解自身非必需成分来提供营养和能量，从而维持生命。相应地，自噬作用也可能降解潜在的毒性蛋白等体内多余的垃圾物质，来阻止细胞被毒素损伤，或是因此而阻止细胞的凋亡进程。显然，自噬更像是身体组织在走投无路时进行的一场豪赌。

一言以蔽之，细胞在饥饿的时候，能把自己体内的无用或有害物质自行吃掉以提供自己生存需要的能量。简单归纳以下几点：自噬，就是细胞降解回收自己零部件的过程；这个过程能快速提供能量和材料用于应急；这个过程还能燃烧体内毒素和有害物质，用来对抗病原体、清除受损结构；自噬机制的受损和帕金森病等老年疾病密切相关。

虽然人们早就知道自噬的存在，但是只有在大隅良典的精巧实验之后，人们才意识到它的机制、懂得了它的重要性。抑制自噬治疗阿尔兹海默综合征；对抗各种慢性病；抗衰老，保持年轻；延长寿命。自噬作用可能还决定着人类的寿命。很多人都认为，许多疾病(包括癌症和神经性疾病)的发病概率，都会随着年龄的增长而升高。这可能是因为，年龄增大后，自噬作用的效率降低了。

第二节　减食疗法的作用

科学减食可使身体得到休息和恢复，因而我们在减食后能以更高的效率工作，并能减少各种疾病的发生，帮助腺体恢复正常，有助于内分泌系统的平衡。

减食可使身体内的有毒物质尽可能地得到分解及排出，减少各种存留有毒物质对人体健康的危害，防止疾病发生。

减食有助于使整个身体充满活力，并有助于细胞、组织和血管的新生，减缓衰老过程，延年益寿。

减食能使皮肤的新陈代谢得到调整，有利于淤积毒物的排出，从而使皮肤更清透、红润，增加皮肤光泽度和弹性，粉刺、皮肤传染病等也能得到很好的改善。同时，各种毒物的排出能使眼睛感觉变得清晰、明亮，对调理血压偏高、感冒发烧、头痛、偏头痛、失眠、便秘、炎症、精神紧张、肌肉酸痛等有明显的效果。减食有助于使人抽烟和喝酒的欲望降低甚至消失，减食后有助于人心情平静，对人体健康是十分有益的。

减食能够使机体消耗过多的脂肪，达到减轻体重和瘦身的效果。因为减食可清洁消化系统，让肠胃恢复健康，使不正常的强迫性过量饮食停止。一个经常饮食过量的人的胃容量会逐渐扩大，因此需要更多食物来填充。减食有助于膨胀的胃容量恢复到正常的大小，使人不再有贪食的欲望，从而避免了肥胖。

减食可使心智更清晰、感官更敏锐，并能增强记忆力。减食后由于胃的负担减小，胃所需的血液供应大为减少，因此供应脑部的血液量大大增加；同时，减食疗法还能使血液中有毒废物被清除，有助于增强精神的集中和思路的清晰。许多需要时常公开演讲的知名人士都有一个习惯，那就是在重要的演讲之前减食。

减食还能帮助你睡得更好。在规律的减食后，很多失眠患者发觉他们比以前都睡得更好。因为减食犹如天然的镇静剂，能够放松神经、消除焦虑。

第三节　如何正确减食排毒

减食过程中应尽量避免食用米饭、面食、肉类、熟食品及非素食的食物。

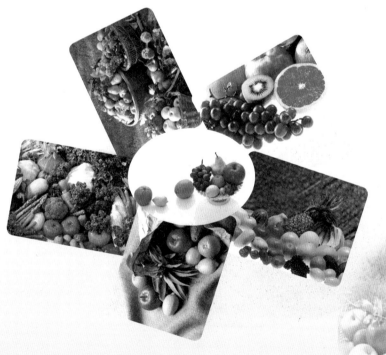

酵素与亚健康

一般来讲，很少有人能够维持每日饮食都很正常，因此只要在饮食一段时间后，通常会因饮食不平衡，身体一定都会累积或多或少的毒素。若持续下去的话，这些饮食造成身体累积的毒素就会愈来愈多，进而使得身体累积过多毒素而生病。所以减食过程一定要在营养师的指导下根据自身身体情况进行减食，减食期间每天只饮水或者果菜汁，同时还要补充适量易吸收的蛋白质、维生素和矿物质等。

鲜榨的果菜汁能够保护人体的免疫系统，而免疫系统是人体内最重要的卫士。人们如果不吃水果和蔬菜，则人体维持正常生命活动所需要的维生素会发生缺失，同时还会使人体内的白细胞增加，白细胞经常处于戒备状态，久而久之，则因疲劳而损害人体的免疫系统。适于榨汁的水果和蔬菜有苹果、胡萝卜、黄瓜、芹菜、柠檬等。减食期间可适当摄入这些果菜汁。

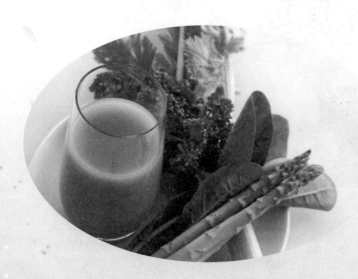

第四节 减食疗法的注意事项

减食疗法虽然有许多益处，但也并非人人适合。减食最怕用错方式，不但没有得到减食的好处，反而造成对身体更大的损伤。如：心脏病人、糖尿病人、癌症病人及有肾脏、胆囊疾患的病人因身体虚弱，减食后很容易引起并发症，所以不宜进行减食疗法。

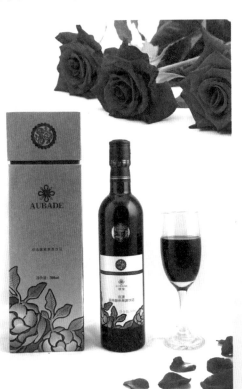

在进行减食疗法时应注意以下几点：

①凡身体虚弱、患急性病的人，以及精神病、结核病患者不可减食。

②减食要在医生或营养师、亚健康咨询师的指导下进行，减食时间长短要按照建议严格执行。

③减食期间禁烟、酒，不喝刺激性饮料。

④减食中严禁热水浴。

⑤在减食期间如感到虚弱而无法忍受饥饿，应中止减食。

第五节 酵素7天减食调理法

如今，在现代医学的指导下，减食疗法这种最悠久的自然疗法又焕发了新的光彩，尤其是配合酵素使用，效果得到了提高。

配合酵素进行的7天减食疗法综合了减食疗法以及使用酵素的优点，具有调理效果好、时间短、容易实施的特点。

酵素进行的7天减食调理法其实相当简单，可安心实行。这种调理方法是停止食用7天中每天的早、晚餐饮食，只服用酵素以代替两餐饮食内的食物。

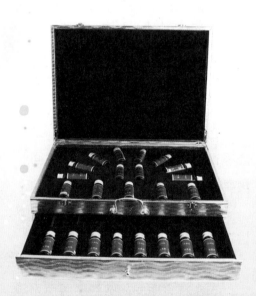

由于酵素含丰富的营养，故能维持人体所需养分，是减食疗法中一种很好的调理法。

酵素7天减食调理法能使身体各器官得到充分的休息。由于酵素有助于帮助排除体内毒物，净化血液，酵素减食可以说是身体的"大整修"，是一种使身体全身状态得到重新调整的良好方法。且7天的减食对于健康没有危害，能够使身体休息，迎接崭新的明天，对于每天忙碌的现代人来说是非常轻松而容易进行的方法。

第六节 酵素7天减食调理法的实施

健康的人每月实施一次酵素7天减食调理法为宜；若身体处于亚健康状态或患有疾病者，如每月实施一次酵素7天减食调理法，其效果更佳。

实施酵素7天减食调理法的过程中，体内会发生各种变化。比如有些人会出现频频放屁，出汗增多，或出现尿频，或出现汗液有味，小便偏黄，或年轻人青春痘增多，局部出现红疹，或空腹时反而觉得肚子胀等。

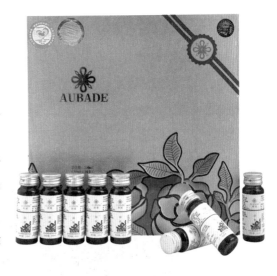

这是由于酵素的作用使得体内新陈代谢加快，消化器官的机能得到增强，体内正在大量排出废物和毒素。出现上面的各种变化说明酵素发生作用了，其实是一种好现象。

有些人首次进行酵素7天减食调理时，由于胃的蠕动会加快，比较容易出现饥饿感，有时无法适应。这时可以增加酵素服用次数，习惯后渐渐不会有这种反应。

实施酵素7天减食调理法应注意以下事项：

首次实行酵素7天减食调理法后可吃普通食物，但以不超过八分饱为宜。

第七节 实施酵素7天减食调理法后复食注意事项

　　实施酵素7天减食调理法后不宜直接进入完全正常的饮食，前两天应摄取较容易消化的新鲜蔬菜、海藻类食物，稍微减少米饭等主食的摄入量，同时注意维持均衡营养，菜肴口味宜清淡，用餐时要充分咀嚼，细嚼慢咽。

　　具体前几天的复食方法：

　　第1天以食用蔬菜汤、糙米汤等为主，米汤要稀，不宜过分追求营养，因为米汤的功用是让胃逐渐恢复工作状态，这时候营养的吸收效率比较高，营养太过丰富反而不容易消化，容易伤及胃气。

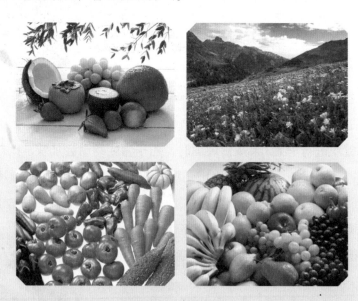

第2天的饮食与第1天基本相同，但可增加少许糙米稀饭、蔬菜泥。

第3天的饮食摄取量可略为增加，午餐可加少许面粉类食物及少许茶油。

第4天逐渐恢复正常饮食，以摄取清淡饮食为主，但不能一次吃得太多。

复食需少量多餐，细嚼慢咽，在前几天牛奶、豆浆、鱼肉、蛋、油皆忌食，因为较难消化，以免伤及肠胃。

肠胃不佳者复食不可食用面食、咖啡或茶，禁服药物、任何纤维质饮料及固体食物。

复食的第1天、第2天最好不喝冰冷果汁，不吃维生素C含量太高的食物，以免造成肠胃快速蠕动而产生肠胃不适感。

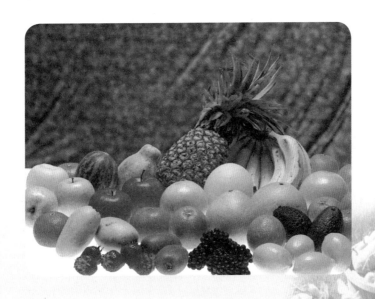

酵素与亚健康

第七章

酵素调理亚健康案例选介

近年来，作为国家中医药管理局亚健康干预技术实验室战略合作伙伴、中国中医科学院医学实验中心战略合作伙伴以及中华中医药学会亚健康分会战略协作单位，莱香企业积极推动治未病健康工程与亚健康产业发展，大力开展亚健康科普知识宣传教育，在硬件和软件上发展迅速，在治未病方面拥有自己独特的发展理念和建设思路，因此被选为"全国亚健康经络调理师培训与考试项目"首批推广单位、"中医治未病·亚健康经络调理干预技术"及"合力防治亚健康·健康科技中国行"全国推广合作单位；同时入选中国与世界卫生组织合作项目"中医治未病"课题组；并于2011年成为中央电视台央视网亚健康领域战略合作伙伴，2016年成为中央电视台发现之旅《对话中国品牌》栏目战略合作伙伴，2014～2018年被国家食品药品监督管理总局主管的《中国医药报》"合力防治亚健康·健康科技中国行"系列活动报道（每月1期）。

一、莱香企业概述

1. 莱香企业源起

中医文化源远流长，《素问·四气调神大论》中说："圣人不治已病治未病，不治已乱治未乱，此之谓也。夫病已成而后

药之，乱已成而后治之，譬犹渴而穿井，斗而铸锥，不亦晚乎！"体现了治未病的重要性和必要性。现代社会物质生活水平不断提升，但现代人却普遍生活在压力和紧张状态下，不良的生活方式、盲目的健康观念、生态环境的日益恶化、人性不断膨胀的欲望，致使越来越多的人身心过早失调，亚健康人群与日俱增，整个人类的健康状况着实令人担忧。

据统计，我国约有9亿1千万人口处于亚健康状态，而这种亚健康状态随着不重视或不注意，又可能引发各种真正的疾病，最终后悔莫及。由于亚健康人群数目庞大，已引起了我国政府的高度重视。

莱香企业在全国率先倡导和提出了"新现代美容主义"思想理念，即全面倡导"衣、食、住、行、美丽与健康"的人生需求理论，提出"个性唯美"的美学思想，认为"美丽与健康"将成为现代人"衣、食、住、行"后的"第五大需求"，是崇尚"个性唯美"的完美结合。莱香企业的"新现代美容主义"个性鲜明，独树一帜，引领健康养生美容产业的发展。

2. 莱香企业理念

　　莱香企业始终以"传承国宝中医·助天下人健康美丽"为己任，秉承着打造新时代养生美容文化理念，先后与国家中医药管理局亚健康干预技术实验室、中国中医科学院医学实验中心、中华中医药学会亚健康分会、湖南中医药大学、辽宁中医药大学、中国连锁经营协会、全国亚健康经络调理学科组等进行全方位的技术交流与合作；从2003年开始先后投资成立了上海晟玺莱香生物科技有限公司、莱香（广州）生物医药科技有限公司、莱香（北京）健康科技有限公司、"台湾莱香生物科技有限公司"、莱香亚健康调理养生美容连锁中心、莱香健康管理公司等，形成以莱香企业为"总部"，亚健康调理养生美容

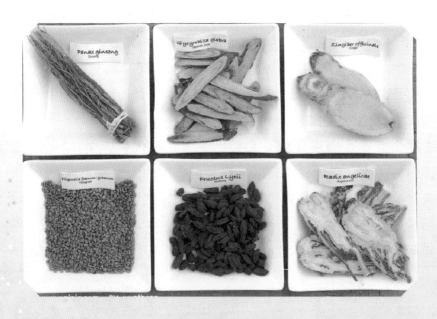

直营连锁和加盟连锁为网络规模，单店运营为基础的"点、线、面"一体化连锁经营战略格局。

3. 莱香企业主营产品

在"养气、养血、养经络"的"莱香三养疗法"指导下，由莱香企业自主专家团队研发了多个特色"亚健康调理养生项目"、酵素系列产品及莱香神奇天然草本植物精华组合而成的"植物生命精华（精元、元液、元露）"等产品。

4. 莱香企业使命和远景

积极推动"治未病"健康工程与亚健康产业发展，大力开展亚健康科普知识宣传教育，为全人类的健康做出应有的贡献！

二、莱香企业治未病组织和专业支持体系

1. 组织领导体系

莱香企业员工均为中医药院校专科和本科毕业，管理者均接受过专业的中医和现代管理教育和培训，为中医养生领域资深人士。

2. 专业支持体系

莱香企业与全国亚健康经络调理学科组合作，特聘请湖南中医药大学副校长、亚健康专业系列教材总主编何清湖教授，北京中医药大学针推学院副院长于天源教授，中国中医科学院党办主任樊新荣博士后，中华中医药学会亚健康分会亚健康经络调理专题组专家迟伯乐、周明利、张雯婷、杨逸凡、杨茹萍、

酵素与亚健康

孙红亮、袁丽萍等，湖南中医药大学基础医学院院长肖子曾教授，辽宁中医药大学中医文献研究院院长鞠宝兆教授和针灸推拿学院马铁明、曹锐、王淑娟教授等为莱香专家团常年顾问。

三、莱香企业治未病工程体系

1. "治未病"项目及产品的研发平台

莱香企业以市场需求为导向，推出了以"莱香"品牌为核心的"欧宝""唯健堂""花姿婷""汉福酵"系列亚健康调理养生美容加盟连锁品牌，以全力打造"莱香"品牌为中国亚健康调理养生美容领导品牌为己任，全新构建中国健康养生美容新产业。莱香企业先后在中国20多个省区拥有全国近千家的各类型直营店、加盟店和数家教育培训基地。

2. "治未病"养生文化宣传教育平台

（1）2009年10月20～22日独家承办，在北京人民大会堂召开"中医治未病与亚健康高峰论坛暨首届经络调理学术研讨会"。

（2）2009年11月23～25日独家协办，在澳门科技大学召开"第二届国际中医药与亚健康学术研讨会"。

（3）2011年10月27～30日独家承办"全国第三届亚健康经络调理学术研讨会"。

（4）2010～2018年承办全国"合力防治亚健康·健康科技中国行"大型公益系列活动：

A. 以亚健康专业系列教材为蓝本，开展"亚健康科普知识宣教活动"。

　　a）在美容院店内设立"合力防治亚健康·健康科技中国行"文化长廊。通过展架、KTV板、画卷、文化墙等多种形式，图文并茂地向人们传播亚健康调理养生科普知识。

　　b）在美容院店内设立"合力防治亚健康·健康科技中国行"图书角。通过陈列亚健康专业系列教材等书籍，专业系统地让人们逐渐认识、熟悉、学习亚健康调理养生科普知识。

　　c）在美容院店内设立"合力防治亚健康·健康科技中国行"声像传播系统。通过播放国内与国际亚健康学术交流活动及亚健康调理养生知识的DVD碟片等，向人们更加生动立体化地传播亚健康调理养生科普知识。

　　d）以走进企业、学校、社区的方式开展"合力防治亚健康·健康科技中国行"大型公益系列活动。融专家讲座、文艺演出、文化长廊与亚健康专业系列教材展示等多种元素于一体，邀请亚健康调理养生专家（包括领导、学者、全国亚健康经络调理学科组专家等）为人民大众宣讲亚健康调理养生科普知识等。

　　e）其他多种形式的宣教活动，如制作"亚健康调理养生文化期刊"，向大众免费发放等。

　　B. 以亚健康专业人才为基础，推广亚健康调理干预技术项目及全国亚健康经络调理师培训与考试项目，帮助美容院培养亚健康专业人才，规范亚健康行业标准。

3. "治未病"人才培养平台

莱香企业积极与北京中医药大学、上海中医药大学、湖南中医药大学、辽宁中医药大学、湖南农业大学等多所知名院校广泛交流合作，大力筹建亚健康学科人才教育培训基地，为全国各地输送大批优秀亚健康专业人才。

4. "治未病"服务项目和产品体系

（1）"莱香三养疗法"

即"养气、养血、养经络"三养之法，塑造"好气色、好容颜、好身材"三好之人。

（2）"莱香"特色亚健康调理养生项目

"欧宝"亚健康经络调理项目、"花姿婷"女性亚健康调理项目、"唯健堂"亚健康体质调理项目、"汉福酵"亚健康与慢性病调理项目、"莱香"酵素亚健康调理项目等。

（3）莱香神奇天然植物精华成分

植物生命精华，即精元、元液、元露。

（4）顾客亚健康调理后"温情服务系统"

A. 参照档案管理模式，将顾客基本情况，如年龄、婚否、生育、工作性质等信息，做过的亚健康干预的方法，前后效果如何等情况记录存档，并保密。

B. 定期回访顾客，包括电话、网络、上门等方式，了解其健康状况和调养情况。

C. 定期预约复查。通过体质、体格检查及中医四诊等方式，结合SH亚健康智能诊断管理系统，进行调理后服务跟踪，及时针对顾客个人反馈制订新的亚健康调理计划或养生计划，以保持顾客始终处于良好的健康状态。

D. 定期举行由内科、外科、妇科方面的专家进行的防病治病健康讲座，针对不同人群在不同季节或不同地点进行亚健康自我调理和中医养生方法的座谈会或养生论坛。

通过以上方式真正使顾客感受到温情和关怀，使顾客在身心等方面得到保养和呵护。

四、莱香酵素产品简介

1. 莱香标准化科技研发中心

莱香企业始终致力于亚健康养生科技研发，秉持中医经典理论基础，以亚健康身体调理与酵素类产品为载体，融贯中西生物科技精华，推动中国酵素产业发展。目前是拥有国内生物技术研发、酵素及酵素相关产品开发和生产的高新技术企业。

先后与国家中医药管理局亚健康干预技术实验室、中国中医科学院医学实验中心、华南理工大学食品与工程学院、辽宁中医药大学、湖南中医药大学、湖南农业大学等高等科研院校合作，开发了一系列具有自主知识产权的食品微生物发酵技术：酵素定向快速发酵技术，药食用菌–有益菌多级发酵技术，无糖发酵技术等，形成了综合果蔬类酵素、中草药酵素和功能型酵素三大系列酵素产品，各项指标均符合国家标准，属国内领先水平。相关产品和技术申请发明专利3项，并以GMP体系为基础，建立了国际ISO9001质量管理体系和ISO22000食品安全管理体系，并通过了认证。

莱香企业坚持以"创新、科学、严谨、领先"为企业理念，以先进科学的知识进行武装，以严谨的态度执行，做到研发领先、理念领先、生产领先、文化领先，打造中国酵素领导品牌。

2. 高品质的原料与特殊工艺的组合

为了酿造高品质的酵素，莱香企业的原料从种植到采摘入场酿造都经过严格的管控。原料的选取完全摒弃化学添加方式种植的蔬果，莱香更着眼于全球的优质果蔬和珍贵草本药材产地：在澳洲、欧洲、中国台湾地区和大陆的云南、三亚、青海等地，甄选引进最优质的有机果蔬和纯天然名贵草本药材。从土壤检测到栽培测试、从育苗护理到成果采摘，每一步都做到以优补优，从而保障了酵素发酵的成效性。莱香对选料进行全面的管理，所有无公害纯天然蔬果原料都是符合国家原料供应标准的。最好的蔬果质量是高品质高活性酵素的有效保证。只有选择优质的发酵原料才会发酵出最好的莱香酵素。

莱香企业采用现代多级发酵技术，所用的微生物均为食品中分离出的纯种有益微生物，经过DNA鉴定及安全评价，从源头杜绝有害菌的滋生；莱香酵素经过长达1278天的自然发酵周期，发酵出来的酵素原液所含有的微量元素被彻底析出，然后经过多达10余次的浓缩提取工艺过程，再通过古法发酵萃取获得优质活菌的培养、代谢转化，从而获得含有上百种微生物群的优质莱香酵素。由于所生产的酵素活性极高，产品均采用棕茶色瓶包装，保证了活性，并且不添加任何人工色素和防腐剂，真正做到了"无菌发酵"。经众多消费者食用后，获得良好的评价。

莱香酵素产品包括四大品牌，即欧宝、花姿婷、唯健堂、汉福酵。它们针对不同的亚健康人群，采用不同成分含量的酵素进行亚健康的干预调理。

3. 欧宝系列

（1）生产原料

灵芝、牛樟芝、珊瑚菇、山药、奇异果、金针菇、草莓、冬菇、桂枝、苹果、葡萄柚、香菇、柠檬、凤梨、酪梨、椰子、冬瓜、油菜、木耳、哈密瓜、芹菜、空心菜、花椰菜、胡萝卜、苦瓜、黄花菜、青椒、黑豆、黑芝麻、豌豆苗、黄豆、芦荟、紫菜、小黄瓜、马铃薯、南瓜、梅子、芒果、火龙果、西瓜、番茄、菠菜、甘蔗、茄子、香蕉、冬虫夏草、首乌、人参、桂枝、枸杞、地黄、猴头菇、百合、樱桃、杨桃、榴莲、石榴等118种蔬菜水果及草本植物。

（2）欧宝酵素种类

①益生优活粉

规格：3克/袋，20袋/盒。

功能：健肠养胃，平衡肠道菌群,改善消化不良等症状。

服用方法：每日早、晚各1袋，加180mL 40℃以下常温水冲服。可依据

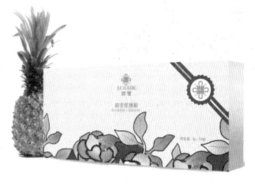

个人体质调整用量，饭前服用。

②魅力益生粉

规格：6克/袋，12袋/盒。

功能：促进肠道蠕动，快速清除肠道毒素垃圾，排除宿便。

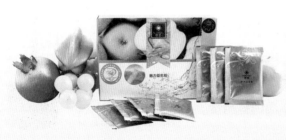

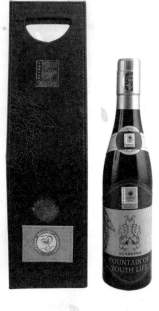

服用方法：每日早、晚各1袋，加180mL 40℃以下常温水冲服（出现少量沉淀物为果蔬精华萃取物，属正常现象）。可依据个人体质调整用量，饭前服用。

③青泉酵素（调理型）/（浓缩型）

规格：30mL/瓶，12瓶/盒；700mL/瓶。

功能：调理亚健康状态及其他慢性疾病，补充气血能量，增强人体免疫力、自愈力、改善体质。

服用方法：每日早、晚各30mL，加180mL

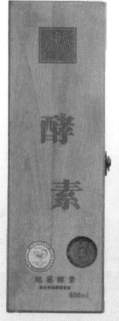

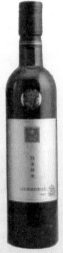

40℃以下常温水冲服。可依据个人体质调整用量，饭前服用。

④魅姜酵素

规格：500mL/瓶。

功能：健脾祛寒湿、温中补阳，活血化瘀、改善手脚冰冷、子宫寒凉等。

服用方法：每日早上服用30mL，加180mL 40℃以下常温水冲服。可依据个人体质调整用量。

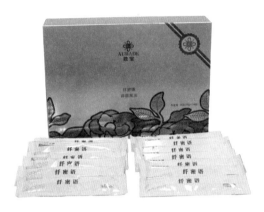

⑤纤密语酵素果冻

规格：15克/条，14条/盒。

功能：润肠通便、促进肠道蠕动，改善便秘、腹胀等症状。

服用方法：每日早、晚各用1条，每次服用后饮用180～200mL 40℃以下常温水（备注：减食疗法可搭配酵素酥饼和酵素泡腾片效果更佳）。

⑥阳光酵素

规格：100克/瓶。

功能：改善三高症状，分解血液毒素、调养气血，提高机体免疫力。

服用方法：每日2次，每次1～2匙，用40℃以下常温水冲服（可放于舌下含服；若与液体酵素搅匀后饮用更佳）。可依据个人体质调节用量。

⑦年华酵素·十年酵藏

规格：500mL×2瓶（液体），100克/瓶（酵膏）。

功能：提升机体免疫力、深层补充细胞营养、净化血液、修复损伤。

服用方法：

（液体）每日早、晚各用30mL，加180mL

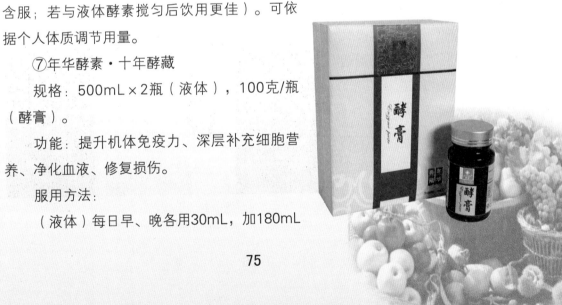

40℃以下常温水冲服。可依据个人体质调节用量。

（酵膏）每日2次，每次1～2匙，用温水冲服（可放于舌下含服；若与液体酵素搅匀后饮用更佳）。可依据个人体质调节用量。

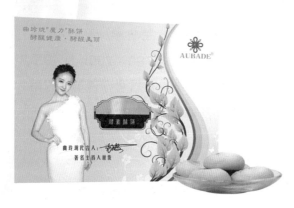

⑧酵素酥饼

规格：15克/袋，14袋/盒。

功能：代餐、清脂享瘦，促进肠道蠕动、增强消化功能。

服用方法：每日早、中、晚各用1块，每次食用后饮用200mL以上的温水。

⑨酵素泡腾片

规格：3.5克/片，14片/盒。

功能：补充微量元素，养肝明目，平衡肠道菌群，净化肠道。

服用方法：每日1片，放入40℃以下常温水内泡开饮用，也可根据个人体质不同调节用量。

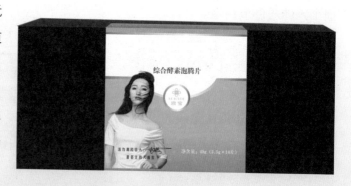

4. 花姿婷系列

（1）生产原料

莲花胎盘丝、胡萝卜、苦瓜、黄花菜、青椒、黑豆、黑芝麻、豌豆苗、黄豆、紫菜、马铃薯、南瓜、梅子、芒果、火龙果、西瓜、番茄、菠菜、甘蔗、茄子、香蕉、冬虫夏草、首乌、人参、桂枝、枸杞、猕猴桃、灵芝、牛樟芝、桑黄、芦荟、白桦茸、五味子、山药、百合、地黄、花粉、车前草、麦冬、益母草、桂皮等。

（2）花姿婷酵素种类

①益生优活粉

规格：3克/袋，20袋/盒。

功能：健肠养胃，平衡肠道菌群，改善消化不良症状等。

服用方法：每日早、晚各1袋，加180～200mL 40℃以下常温水冲服。可依据个人体质调整用量。

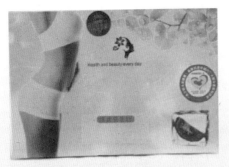

②清新益生粉

规格：6克/袋，12袋/盒。

功能：促进肠道蠕动，快速清理肠道毒垢，排除宿便。

服用方法：每日早、晚各1袋，加180mL 40℃以下常温水冲服（出现少量沉淀物为果蔬精华萃取物，属正常现象），可依据个人体质调整用量。

③源泉酵素（调理型）/（浓缩型）

规格：30mL/瓶，12瓶/盒；500mL/瓶。

功能：提高人体综合机能，促进新陈代谢，改善血液循环，增加免疫力，延缓衰老。

服用方法：每日早、晚各30mL，加180mL 40℃以下常温水冲服。可依据个人体质调整用量。

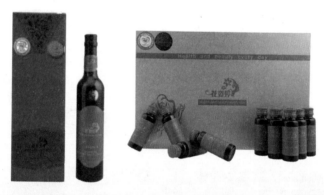

（浓缩型）　　　　　（调理型）

④魅生酵素

规格：100克/瓶。

功能：改善三高症状、清除自由基，调养气血，增强体质。

服用方法：每日2次，每次1～2匙，用温水冲服（若与液体酵素搅匀后饮用更佳）。可依据个人体质

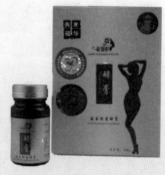

调节用量。

⑤好羹酵素

规格：500mL/瓶

功能：健脾祛寒湿、补元扶阳、活血化瘀、净化血液、改善手脚冰冷、子宫寒凉等。

服用方法：每日早上服用30mL，加180mL 40℃以下常温水冲服。可依据个人体质调整用量。

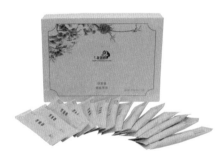

⑥纤密语酵素果冻

规格：15克/条，14条/盒

功能：润肠通便、促进肠道蠕动、清理肠道褶皱垃圾，减少血液二次污染。

服用方法：每日早、晚各用1条，每次服用后饮用180～200mL以上的温水（备注：减食疗法可搭配酵素酥饼和酵素泡腾片效果更佳）。

⑦年华酵素·十年酵藏

规格：500mL×2瓶（液体），100克/瓶（酵膏）。

功能：提升机体免疫力、深层补充细胞营养，净化血液、修复损伤。

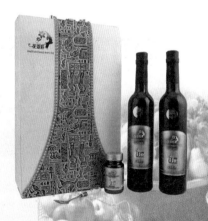

服用方法：

（液体）每日早、晚各用30mL，加180mL水（常温）冲服。可依据个人体质调节用量。

（酵膏）每日2次，每次1~2匙，用温水冲服（可放于舌下含服；若与液体酵素搅匀后饮用更佳）。可依据个人体质调节用量。

备注：不可用热水服用，水温应在40℃以下。

5. 唯健堂系列

（1）生产原料

山药、柠檬、梨、奇异果、金针菇、草莓、冬菇、桂枝、苹果、葡萄柚、香菇、凤梨、酪梨、椰子、冬瓜、油菜、木耳、哈密瓜、芹菜、空心菜、花椰菜、胡萝卜、苦瓜、黄花菜、青椒、黑豆、黑芝麻、豌豆苗、黄豆、芦荟、紫菜、小黄瓜、马铃薯、南瓜、梅子、芒果、火龙果、西瓜、番茄、菠菜、甘蔗、茄子、香蕉、冬虫夏草、首乌、人参等。

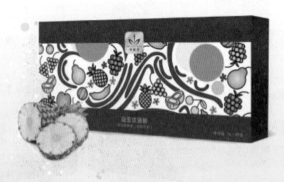

（2）唯健堂酵素种类

①益生优活粉

规格：3克/袋，20袋/盒。

功能：健肠养胃，改善消化，平衡肠道菌群。

服用方法：每日早、晚各1袋，加180mL 40℃以下常温水冲服。可依据个人体质调整用量（备

注：减食疗法可配合酵素酥饼和纤密语酵素果冻效果更佳）。

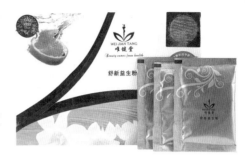

②舒新益生粉

规格：6克/袋，12袋/盒。

功能：促进肠道蠕动，快速清理肠道毒垢，排除宿便。

服用方法：每日早、晚各1袋，加180mL水（常温）冲服（出现少量沉淀物为果蔬精华萃取物，属正常现象），可依据个人体质调整用量。

③舒新酵素

规格：600mL/瓶（液体）

功能：清除体内毒素，解酒保肝，净化血液，增强身体免疫力。

服用方法：每日早、晚各用30mL，加180mL 40℃以下常温水冲服。可依据个人体质调整用量。

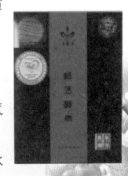

④畅活酵素

规格：100克/瓶。

功能：改善三高症状，清除自由基，调养气血，提高机体免疫力。

服用方法：每日2次，每次1～2匙，用温水冲服（若与液体酵素搅匀后饮用更佳）。可依据个人体质调节用量。（备注：不可用热水服用，水温应在35℃以下）。

⑤森泉酵素（调理型）/（浓缩型）

规格：30mL/瓶，12瓶/盒；500mL/瓶。

功能：调整体质，补充气血能量，提升自愈力，有助于清除血管壁毒素，修复受损及衰老的细胞组织。

服用方法：每日早、晚各30mL，加180mL 40℃以下常温水冲服。可依据个人体质调整用量。

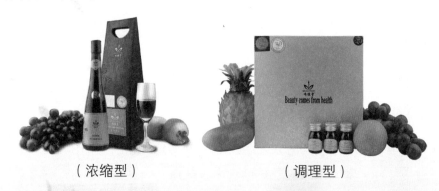

（浓缩型）　　　　　　　　　　（调理型）

⑥热姜酵素

规格：500mL/瓶。

功能：健脾温中散寒、除湿，活血化瘀，净化血液，改善手脚冰冷，子宫寒凉等。

服用方法：每日早上服用30mL，加

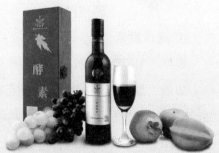

180mL水（常温）冲服。可依据个人体质调整用量（备注：不可用热水服用，水温应在40℃以下）。

⑦纤密语酵素果冻

规格：15克/条，14条/盒。

功能：润肠通便、促进肠道蠕动、增强消化功能、清理肠道垃圾。

服用方法：每日早、晚各用1条，每次服用后饮用200mL以上的温水。

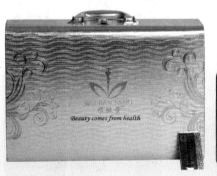

⑧年华酵素·十年酵藏

规格：500mL×2瓶（液体）100克/瓶（酵膏）。

功能：提升机体免疫力，深层补充细胞营养，促进新陈代谢，净化血液。

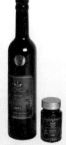

服用方法：

（液体）每日早、晚各用30mL，加180mL水（常温）冲服。可依据个人体质调节用量。

（酵膏）每日2次，每次1~2匙，用温水冲服（可放于舌下含服；若与液体酵素搅匀后饮用更佳）。可依据个人体质调节用量

（备注：不可用热水服用，水温应在40℃以下）。

6. 汉福酵系列

（1）生产原料

人参、牛蒡、牛蒡根、番石榴、百合、蓝莓、桑葚、树莓、草莓、枸杞、重瓣红玫瑰、梅子、柳橙、枣、凤梨、葡萄、生姜、莲子、山药、柠檬、胡萝卜、苦瓜、火龙果、猕猴桃、冬瓜、芹菜、甜菜根、番茄、菠菜、西兰花、紫甘蓝、黄瓜、莴苣、荔枝、金橘、低聚异麦芽糖等118种蔬菜水果及草本植物。

（2）汉福酵酵素种类

①臻品泉

规格：750mL。

功能：养肝护肾，解酒醒目，净化血液，改善体质，增强人体免疫力。

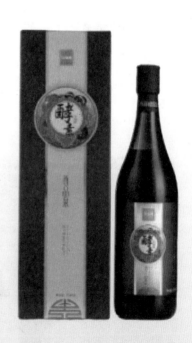

服用方法：每日早、晚各30mL，加180mL 40℃以下常温水冲服。可依据个人体质调整用量。

②尊品泉

规格：750mL。

功能：具有活化细胞，净化血液，防止皮肤老化，调理内分泌的作用。

服用方法：每日早、晚各30mL，加180mL

40℃以下常温水冲服。可依据个人体质调整用量。

③乐康益生粉

规格：3克/袋，20袋/盒。

功能：健肠养胃，改善消化不良症状，增加肠道有益菌群。

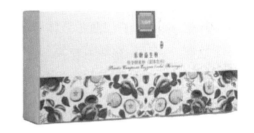

服用方法：每日早、晚各用30mL，加180mL水常温冲服（出现少量沉淀物为果蔬精华萃取物，属正常现象）。可依据个人体质调整用量。

④姜元酵

规格：500mL/瓶。

功能：健脾温中散寒、除湿，活血化瘀，益精明目，改善手脚冰凉，子宫寒冷等。

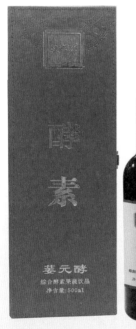

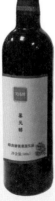

服用方法：每日早上服用30mL，加180mL水（常温）冲服。可依据个人体质调整用量。

备注：不可用热水服用，水温应在40℃以下。

⑤纤密语酵素果冻

规格：15克/条，14条/盒。

功能：润肠通便、促进肠道蠕动、增强消化功能、清理肠道垃圾。

服用方法：每日早、晚各用1条，每次服用后饮用200mL以上的温水。配合酵素酥饼和酵素泡腾片效果更佳。

⑥年华酵素·十年酵藏

规格：500mL×2瓶（液体），100克/瓶（酵膏）。

功能：深层补充细胞营养，促进新陈代谢，净化血液，提升人体免疫力。

服用方法：

（液体）每日早、晚各用30mL，加180mL水（常温）冲服。可依据个人体质调节用量。

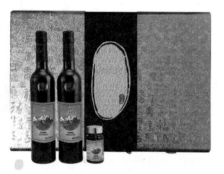

（酵膏）每日2次，每次1～2匙，用温水冲服（可放于舌下含服；若与液体酵素搅匀后饮用更佳）。可依据个人体质调节用量。

备注：不可用热水服用，水温应在40℃以下。

第八章

关于酵素之问答

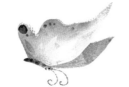

问题1. 复方活性酵素的成分是什么?

复方活性酵素是以118种蔬果为原料,再植入10种有益菌群（酵母菌、乳酸菌等）,经生化流程发酵而成的产品;它的成分主要是:

1）富含各种维生素、矿物质、纤维素及微量元素。

2）酵母菌和乳酸菌群。

3）多种菌群的活化元素。

这些有益菌有助于增加身体肠道内有益菌群数量,抑制有害菌群繁殖,减少因有害菌繁殖产生的有害毒素或气体;这些有益菌在肠道内能协助合成维生素、叶酸、泛酸等,同时这些菌体成分可增进淋巴细胞的活性,促进体内干扰素的生成,活化并提升免疫系统功能的效果较明显。

由合成转化产生,人体所不能自行制造的八种必需氨基酸、必需脂肪酸及各种水解酵素，都是人体细胞生成及自我修复时的重要元素，没有了这些原料，人体的许多机制便会发生问题，造成人体的许多疾病。

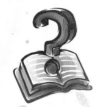

问题2. 复方活性酵素使用的蔬果是否有农药残留？

复方活性酵素的制造是用一年以上的时间来完成完整的发酵过程。在这个发酵过程期间，所有的农药分子也已被分解殆尽，因此复方活性酵素基本没有农药残留的问题。

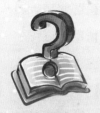

问题3. 复方活性酵素是否有酒精成分，为何有点酒味？

在酵素生产过程中，只要是采用天然的发酵过程，就会有少量酒精产生。但由于酵素的发酵制成是采用有氧发酵方式，产生的酒精量极为有限，再加上一年以上的长时间发酵，酒精分子已被分解掉。

问题4. 复方活性酵素味道甜甜的，是否有放糖（食用糖）？

当然有，因为糖是菌类生长发酵所需要的养分之一，但经过长时间的发酵后，这些糖早已被转化为对人体胃肠道很有益的其他糖类，而不是高热量的食用糖。

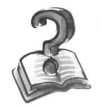

问题5. 复方活性酵素为何浓稠度、酸度、味道有时会不一样？

复方活性酵素原液中含有相当大量的活菌，在正常情况下，因为综合植物性蔬果原液的高浓度（高渗透性）会抑制活菌的活性，使其暂时处于休眠状态，但因搬运摇晃或环境温度突然升高可解除其暂时休眠状态，于是活菌又开始发酵，所以有时候味道与酸度不一。

酵素是用好几吨重的不锈钢桶大量储存，因为由上层开始抽出原液包装，上、下层间多少会有沉淀不一的现象，所以包装出厂的酵素在浓度上多少会有所不同；且因不同的季节会采用当季的原料，所以在口感及成分上皆会有所差异，这就是酵素纯天然的特性。

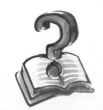

问题6. 复方活性酵素中是否加入了防腐剂？如何保存？能存放多久？

存放于室温下就可以了。因为酵素原液是高浓度、高密度且水活性低于0.7的液体。由于高浓度、高密度所提供的高渗透压及低于0.7的水活性特性，可抑制其活菌的活性，使其暂时处于休眠状态，而且能阻绝外来坏菌，使之无法入侵生存。所以酵素不必加入防腐剂也能长期保存。很多发酵后的东西保存期限都可以长达5年以上，如葡萄酒，不是愈陈愈香吗！

（注：水活性为溶液中的蒸汽压和纯水蒸汽压之比）

问题7. 自制酵素有什么危害

由于采用自然发酵，无法控制菌种和生产条件，一旦在制作的过程中稍有不慎，极易滋生霉菌，这样自制出的"水果酵素"含有霉菌毒素，非但不能起到保健作用，还会对健康造成威胁。所以，服用酵素一定要选择安全、卫生、品质有保证的产品。

问题8. 与日本、中国台湾地区酵素相比的优势？

1）更多的原料选择，尤其具有食疗作用的中草药资源，种类众多，功效突出。

2）更科学的生产工艺，实现了酵素产品生产的标准化、安全化、多样化。

3）产品更为稳定，采用低温灭菌工艺。

4）功效成分更丰富，原材料丰富，同时采用多种有益菌共同发酵的工艺，显著提高了其功效。

问题9. 酵素含有哪些对人体有益的成分

酵素中含有大量的消化酶、嗜酸乳杆菌、膳食纤维、益生元。可以帮助人体排出体内毒素。其中，益生元，专为肠道有益菌提供营养，协助嗜酸乳杆菌平衡肠道菌群，淘汰不良微生物，进而调理肠胃，促使机体产生更多的消化酶。而消化酶，则能促进食物的进一步消化和吸收，减少消化过程中的不良中间产物，从源头上减少代谢型毒素。膳食纤维，能吸收肠道水分，刺激肠道蠕动，与此同时，膳食纤维吸水膨胀，撑开粪便，使粪便变得松软，加快毒素的排出，同时减少代谢型毒素和外源型毒素。

问题10. 储藏时，酵素生物活性会降低吗？

酵素是高粘等多成分共存的稳定体系，在生产过程中有些功效成分会保留下来，有些功效成分会转化为生物活性更高的衍生成分，在储藏过程中各种功效成分都是比较稳定的。

问题11. 复方活性酵素的制作过程有哪些?

复方活性酵素的制作过程十分巧妙，它的珍贵在于将植物的生命力引发出来，且经过自然酿造，最后将它们凝聚在葡萄糖和果糖中。

第一阶段是保存植物的生命精华。可作为酵素生产原料的植物都是富有生命力的蔬菜、水果、药草、全豆类、全谷类、芦荟、海带、洛神花以及纯质麦芽等，纯天然植物百余种。为了不让这些充满生命力的精华流失，特以精制纯麦芽覆盖，并利用渗透压把植物的生命精华诱导出来。

第二阶段是将植物与大自然中生物的酵素相混合，进而采取专业生化技术，在湿度、温度严格控制的条件下进行成熟发酵。成熟发酵完成时便抽取出来自有生命植物经微生物作用后的酵素，密封在深色能隔绝紫外线的瓶中，以免流失。

问题12. 人体本身含有酵素为何还要补充酵素?

人体内的酵素可由我们身体的各器官如肝脏、胰腺分泌而来，它们每天制造出适量的含有酵素的液体。但由于不良生活习惯和疾病可以造成我们体内酵素供不应求，继而严重透支，导致体内酵素严重不足。

虽然我们日常饮食中摄取的新鲜水果、蔬菜，以及鱼类、乳制品等都含有酵素，但当烹调温度超过50度，所有的酵素就立即被破坏而失去活性。

我们体内产生以及从外获得的酵素是有限的，所以补充酵素是非常必要的！

问题13. 酵素饮用原液和稀释过的有何不同？

酵素的原液和稀释液在功效上是一致的，因为其中的有效成分无论稀释或者不稀释都会被人体吸收。但有些情况下用原液比较好，如出现扁桃体炎、胃炎、口腔溃疡等时，酵素中含有的有助于消炎的成分比稀释液的要浓，功效会更明显一些。

酵素原液浓度高，有的人不习惯，可依照个人口味来稀释，没有一定的比例，建议稀释3～4倍即可，稀释时用冷开水或温水，水温不可超过40度。

问题14. 酵素要如何饮用？有何禁忌？

一般用于保健可每日早、中、晚各服用30～60毫升；如果身体比较弱或已经处于亚健康状态建议每天服用4～6次，每次30毫升；如果有严重疾病，则要从少量起用，一般为10～15毫升，逐渐慢慢加量，避免反应太剧烈而使病人不能承受。

酵素与亚健康

酵素不是药物，是由天然植物经自然发酵而来，不含任何防腐剂，所以在使用时一般没什么特殊禁忌，可以与药物同服，且可提高药效。

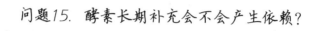

问题15. 酵素长期补充会不会产生依赖？

酵素内的各类成分涵盖了人体所需的营养物质及各种活性酶，是一种天然的人体酵素的补充液，不会让人体产生依赖性。

问题16. 通常情况下服用酵素后出现好转反应需要多长时间？

通常在服用酵素后3~7天出现，一般持续2~4天即可消失；但反应严重者可持续7天左右，甚至有少部分人会持续2~3周。

问题17. 好转反应可以出现哪些表现？

一般出现睡意增加、倦怠、肩膀酸硬、腹泻、轻微腹痛、皮肤轻微瘙痒，肠鸣或矢气频频、轻微头痛、头晕，食欲不振、短期内发胖等。

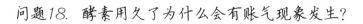

问题18.　酵素用久了为什么会有账气现象发生?

消化道中数以兆计的菌类在酵素调理的过程中会产生气体，这是酵素在消化道中发挥作用的好转反应。这样可以很快地改善菌群失调的现象，使消化功能得到调整。出现胀气现象时要适量增加水和膳食纤维的摄入。

问题19.　酵素能包治百病吗?

世上没有包治百病的药。酵素通过排除毒素，减轻肝肾负担，净化血液，可以调理疾病的源头病因，从而对人体健康的维护可以起到积极的调整作用。

虽然酵素不直接治病，但是通过清除体内垃圾和脏腑毒素，可以阻止器官病变的恶化，改善器官功能，恢复机体自愈能力，提高人体的免疫力，从而有助于脂肪肝、酒精性肝硬化、胆囊炎、胆结石、高血脂、高血压、动脉硬化、中风偏瘫、肥胖症、胃肠病、甲状腺机能失调、过敏性皮肤病、咳喘病、更年期综合征、糖尿病等逐步得到明显改善。

酵素与亚健康

问题20. 酵素能治疗乙肝吗？

　　酵素不能直接用于治疗乙肝，但是它可以全面净化血液，有助于人体排出毒素，因而有助于改善肝脏的内环境；同时，酵素还可促进人体的自我修复过程，因而有助于因乙肝病毒损害和服用治疗乙肝药物造成的肝损伤修复，让肝脏的解毒功能恢复到最佳状态，使人拥有一个全新的肝脏内环境，这对于乙肝患者的恢复可以起到良好的作用。

问题21. 有的人没有明显病症，就是平时应酬多，睡眠少，可以服用酵素防病吗？

　　完全可以。如果等到有了病症才着急治疗，既花钱又费事，自己还遭罪。在人体处于亚健康状态时，如果通过酵素进行调理，可以提高人体各脏腑的解毒排毒功能，净化血液，提高抗病能力，疾病就会离我们远一些，这是现代人应有的健康理念。

问题22. 酵素对女性的调理效果怎样？

　　使用酵素对于调理女性常见的疾病和其他亚健康状态效果非

常好。

对于女性来说，经历了怀孕、哺乳等一系列女性人生中必经的阶段，就容易处于一系列亚健康状态，比如出现神疲乏力，倦怠懒言，腹泻腹胀，虚汗多喘，经多水肿，面色萎黄，面部色斑，头晕眼花，失眠多梦，发白发落，经少便秘，畏寒肢冷，腰酸尿频，关节酸麻，口干舌燥，眼睛干涩以及黑眼圈，形体发胖等等。

使用酵素对于女性的内分泌系统可以发挥调理作用，使得女性各种激素的分泌处于平衡状态，从而使这些亚健康状态的表现能够得到良好的调理。

问题23. 有孕育计划的夫妇可以服用酵素吗？

这是可以的。因为怀孕之前夫妻双方进行一次身体毒素的大扫除十分必要。不仅能增强孕妇的体质，避免孕期各种疾病的发生，还能从整体上改善夫妻双方的体质，减少胎毒的影响，使宝宝更加健康，出生后抵抗力更强。

问题24. 饮用酵素可改善胃肠机能，会导致人体发胖吗？

饮用酵素后确实可改善胃肠机能，使得原本不正常的肠胃机能得以恢复。这时可以表现为消化功能的增强，食欲增加，饮食量自然也就增加了，有的人可能会担心发胖。

但是饮用酵素后改善胃肠机能的效果是人体不仅食欲增加，还能更加有效地分解吸收食物营养，也能顺畅地排出废物毒素，因此不会使人发胖。

问题25.　容易感冒的人饮用酵素可否增强抵抗力？

酵素是以两种方式增强人体对于疾病的抵抗能力，其一是平衡肠内菌群，增强对侵入病原菌的抵抗力；另一种方式是增进免疫细胞活性，直接增强人体免疫力。因此，使用酵素可以增强抵抗力，有助于人们避免感冒之类的疾病。

问题26.　饮用酵素可以减缓衰老吗？

当体内酵素水平降低时，各器官的解毒及代谢功能就会降低；同时，人体细胞的活性降低，新生细胞的过程减慢，其结果就是导致人体过早地衰老。

饮用优质复合酵素后可以加快人体的新陈代谢，促进细胞新生以及各种自体修复过程，自然可减缓老化，避免早衰。